Krüger

Chirurgische Zahn-,
Mund- und
Kieferheilkunde II

D1672185

Trainingstaschenbücher –
Zahnmedizin in Frage und Antwort

Eberhard Krüger

Chirurgische Zahn-, Mund- und Kieferheilkunde II

Knochenerkrankungen

Mit 330 zum Teil farbigen Abbildungen

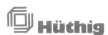 Hüthig

Prof. Dr. med. Dr. med. dent. Eberhard Krüger
Direktor der Klinik für Mund-, Kiefer-
und Gesichtschirurgie der Universität Bonn i.R.
Zahnklinik Medeco
Welschnonnenstr. 1-5
53111 Bonn

Die Deutsche Bibliothek – CIP-Einheitsaufnahme

Krüger, Eberhard:
Chirurgische Zahn-, Mund- und Kieferheilkunde / Eberhard Krüger. –
Heidelberg : Hüthig
   (Trainings-Taschenbücher Zahnmedizin in Frage und Antwort)
2. Knochenerkrankungen. – 1998
ISBN 3-7785-3302-9

© 1998 Hüthig GmbH, Heidelberg
Printed in Germany
Satz: Strassner ComputerSatz, Leimen
Druck und Verarbeitung: Druckerei Laub, Elztal-Dallau
ISBN 3-7785-3302-9

Vorwort

Die Quizreihe „Prüfen Sie Ihr Fachwissen", die seit 1994 in der ZWR erscheint und von den Lesern mit großem Interesse aufgenommen wird, war der Anlaß, eine Sammlung klinischer Fälle aus dem Fachgebiet der chirurgischen Zahn-, Mund- und Kieferheilkunde, die von praktizierenden Kolleginnen und Kollegen in die Klinik überwiesen wurden, als Beginn einer neuen Taschenbuchreihe „Zahnmedizin in Frage und Antwort" zu publizieren.

Im Fragenteil werden die klinischen und röntgenologischen Anfangsbefunde beschrieben und bildlich dargestellt, die es den Lesern ermöglichen sollen, eine Diagnose zu stellen oder über differentialdiagnostische Aspekte und gegebenenfalls über weitere diagnostische Maßnahmen, die noch zur endgültigen Diagnosenstellung benötigt werden, nachzudenken. Anhand ihrer diagnostischen Erwägungen sollen die Leser anschließend einen Therapieplan erarbeiten. Die richtigen Antworten können letztlich im Antwortenteil nachgelesen und mit den eigenen Ergebnissen verglichen werden.

Der zweite Band der Taschenbuchreihe befaßt sich mit Knochenerkrankungen im Mund-Kiefer-Gesichts-Bereich. Der Schwerpunkt des Fragenteils liegt in der röntgenologischen Darstellung der Anfangsbefunde, die gegebenenfalls durch klinische Farbbilder ergänzt werden. Im Antwortteil werden die gestellten Fragen beantwortet, wobei Therapieergebnisse teilweise auch bildlich dargestellt sind. Die Trainingstaschenbücher der chirurgischen Zahn-, Mund- und Kieferheilkunde wenden sich in erster Linie an die Studierenden der Zahnmedizin, denen mit dem Studium dieser Sammlung klinischer Fälle aus zahnärztlichen Praxen der Einstieg in die klinischen Vorlesungen und die Vorbereitungen für das Staatsexamen erleichtert werden sollen.

Darüber hinaus sind auch in zahnärztlichen Praxen tätige Kolleginnen und Kollegen angesprochen, die immer wieder mit Fällen, wie sie hier dargestellt sind, konfrontiert werden.

Bonn, im Oktober 1998   *Eberhard Krüger*

Fragen

1: Bei einem 5jährigen Jungen waren nur 4 obere Zähne und ein unterer Zahn durchgebrochen. Im Röntgenbild fanden sich noch je 2 Zahnanlagen im Ober- und Unterkiefer.
Diagnose? Therapie?

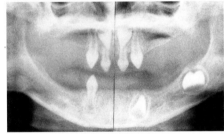

2: Bei einem 63jährigen Mann war der linke zahnlose Unterkiefer aufgetrieben. Im Röntgenbild fand sich eine ovale Aufhellung mit Hartsubstanzablagerungen und scharfer parodontalspaltähnlicher Abgrenzung.
Diagnose? Differentialdiagnose? Therapie?

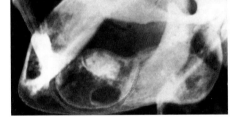

3 (li.)**:** Das Röntgenbild des vitalen 21 eines 24jährigen Mannes zeigte 2 Jahre nach einem Trauma im Wurzelbereich eine Aufhellung mit Knochenstruktur.
Diagnose? Therapie?
4 (re.)**:** Laterale parodontale Aufhellung distal des avitalen 44 bei normalem apikalem Parodontalspalt.
Diagnose? Therapie?

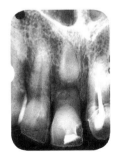
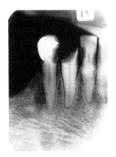

1

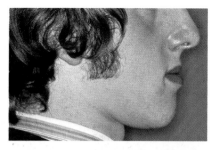
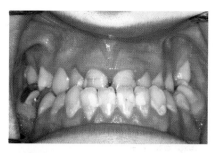
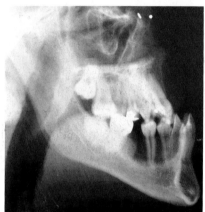
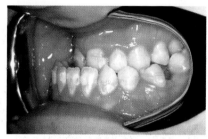

5: 18jähriger Mann mit Kinnprominenz und Okklusionsstörung durch Vorbißstellung des Unterkiefers. Die Fernröntgenaufnahme zeigt den deutlich vorspringenden Unterkiefer.
Diagnose? Therapie?

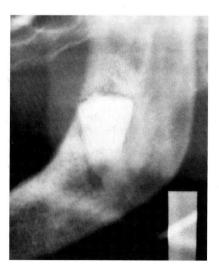

6: 74jährige Frau mit zahnlosen prothetisch versorgten Kiefern. Fistel in der Region 38. Im Röntgenbild ein impaktierter Weisheitszahn mit Aufhellungen im perikoronaren und medialen Wurzelbereich.
Diagnose? Therapie? Behandlungsfehler?

2

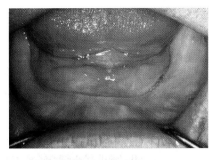

7: Ein 68jähriger Patient klagte über schlechten Sitz der Unterkieferprothese. Das Röntgenbild zeigte einen starken Knochenabbau des unteren Alveolarfortsatzes.
Diagnose? Therapie?

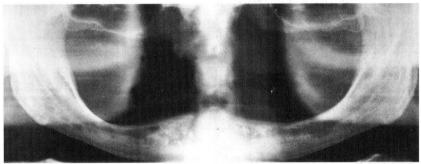

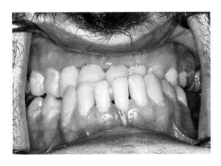

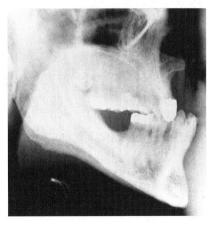

8: 36jähriger Mann mit voroperierter linksseitiger Lippen-Kiefer-Gaumen-Spalte. Der Oberkiefer ist unterentwickelt, und der Unterkiefer steht in Vorbißstellung.
Diagnose? Therapie? Versäumnisse?

3

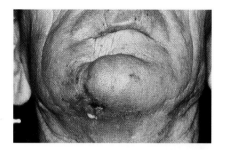
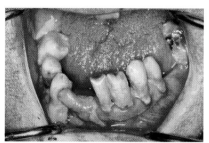

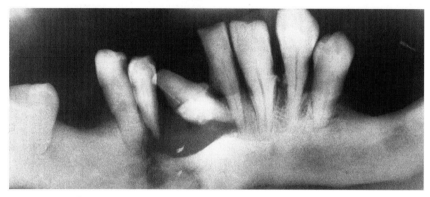

9: Bei dem 56jährigen Mann wurde vor 5 Jahren ein Karzinom der Unterlippe durch Bestrahlung beseitigt. Jetzt bestand eine sezernierende Fistel im rechten Kinnbereich. Die Zähne 43, 42, 41, 31 waren gelockert mit abnormer Beweglichkeit des Unterkiefers in diesem Bereich. Das Röntgenbild zeigt eine Aufhellung zwischen 43 und 31 mit einem Frakturspalt im Unterkieferkörper. *Diagnose? Therapie?*

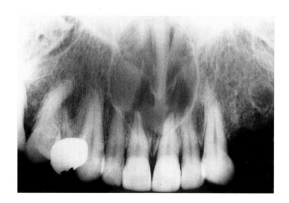

10: Der 36jährige Mann wurde mit einer palatinalen und vestibulären Auftreibung im anterioren Oberkiefer überwiesen. Die oberen Frontzähne waren vital. Im Röntgenbild fand sich eine mittelständige scharf begrenzte ovale Aufhellung. *Diagnose? Therapie?*

4

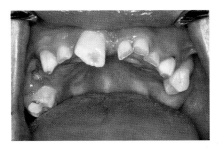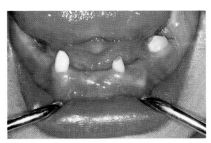

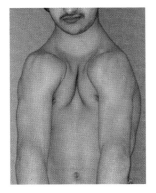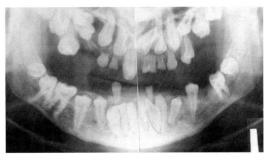

11: Bei dem 17jährigen Jungen waren im Oberkiefer die Zähne 16, 53, 52, 11, 61, 62, 63 und 24 und im Unterkiefer die Zähne 83, 72, und 35 durchgebrochen. Die übrigen bleibenden Zähne waren retiniert. Die beiden Schlüsselbeine fehlten. Der Patient konnte die Schultern im vorderen Thoraxbereich weitgehend zusammenbringen.
Diagnose? Therapie?

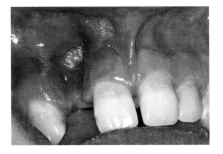

12: Bei dem 28jährigen Mann war der Zahn 12 mit der vestibulären Alveolenwand durch ein Trauma verlorengegangen.
Diagnose? Therapie?

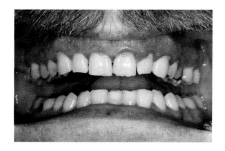
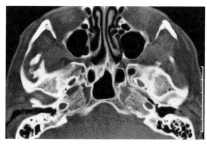

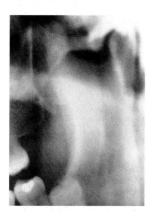

13: Bei einem 43jährigen Mann kam es nach einer Meningeomoperation zu einer erheblichen Einschränkung der Mundöffnung (SKD 10 mm). Im Computertomogramm fand sich links infratemporal eine Exostose im Bereich der Schädelbasis, die engen Kontakt mit dem verlängerten Processus muscularis des Unterkiefers hatte (im CT auf der li. Bildseite). Die Panoramaschichtaufnahme und die Nasennebenhöhlenaufnahme zeigten einen deutlich verlängerten Muskelfortsatz (in der NNH-Aufnahme auf der re. Bildseite). *Diagnose? Therapie?*

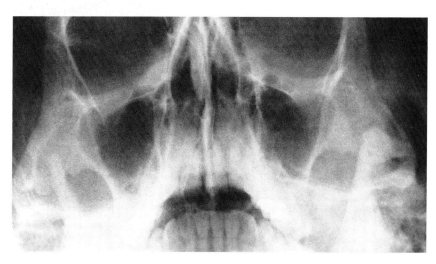

6

14: Der 75jährige Mann hatte eine langsam zunehmende schmerzlose Auftreibung des rechten Oberkiefers bemerkt. Der Zahn 16 war devital. Die Nasennebenhöhlenaufnahme zeigt eine wandständige Verschattung der rechten Kieferhöhle mit rundlicher zentraler Aufhellung. *Diagnose? Differentialdiagnose? Therapie?*

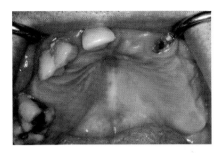

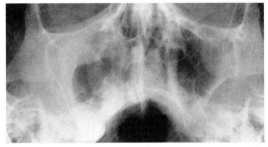

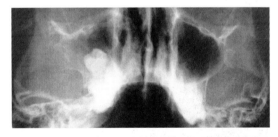

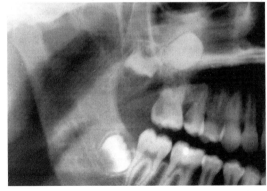

15: Bei einem 11jährigen Mädchen stellte sich röntgenologisch ein in die rechte Kieferhöhle versprengter Molar dar. Im Alter von 7 Jahren hatte die Patientin eine rechtsseitige Oberkieferfraktur erlitten. *Diagnose? Therapie?*

7

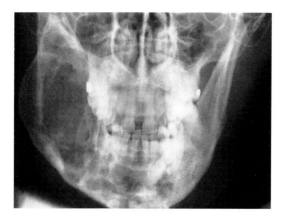

16: Ein 18jähriger Mann hatte seit einigen Jahren eine langsam zunehmende schmerzlose Auftreibung des rechten Unterkiefers bemerkt. In den Röntgenbildern stellte sich eine mächtige Auftreibung des rechten Unterkiefers mit wabig-zystoiden Aufhellungen dar.
Diagnose? Differentialdiagnose? Therapie?

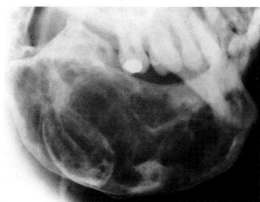

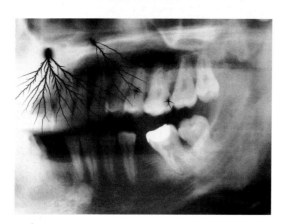

17: In der Panoramaschichtaufnahme erkennt man 2 bizarre, sich verästelnde Belichtungsfiguren.
Diagnose?

8

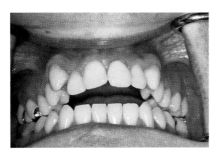
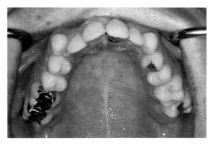

18: Bei einem 22jährigen Mann bestand ein Zahnengstand im anterioren Oberkiefer mit fehlender Okklusion durch Hochstand der oberen Frontzähne.
Diagnose? Therapie?

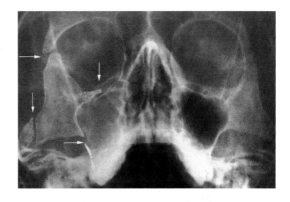

19: Die Nasennebenhöhlenaufnahme zeigt neben einer Verschattung der rechten Kieferhöhle Unterbrechungen der Knochenstruktur am rechten unteren und seitlichen Orbitarand, im Jochbogen und an der seitlichen Kieferhöhlenwand.
Diagnose? Therapie?

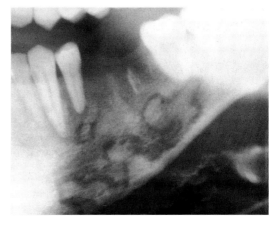

20: Bei einem 29jährigen Mann trat nach der Extraktion der Zähne 35 und 36 eine schmerzhafte Schwellung im unteren Vestibulum und im Mundbodenbereich auf. Das Röntgenbild zeigte Aufhellungen im Kieferkörper mit zentralen Knochenfragmenten, die von der Eckzahn- bis zur Molarenregion reichten und sich bis zum Unterkieferrand ausgedehnt hatten.
Diagnose? Therapie?

9

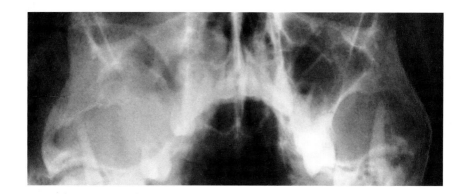

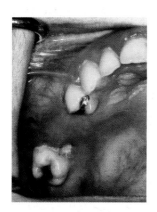

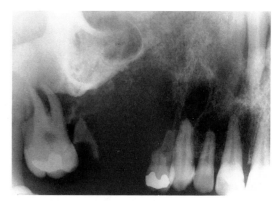

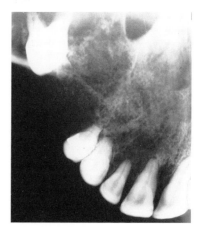

21: Bei der 28jährigen Frau hatte sich innerhalb von einigen Monaten eine schmerzlose Auftreibung im vestibulären und palatinalen Bereich des rechten Oberkiefers ausgebildet. Röntgenologisch fand sich eine Knochendestruktion zwischen 18 und 11 sowie eine Verschattung der rechten Kieferhöhle mit Destruktion der seitlichen Kieferhöhlenwand. Die regionären Lymphknoten waren auf der rechten Seite vergrößert.
Diagnose? Differentialdiagnose? Therapie?

22: Das 7jährige Mädchen erlitt bei einem Sturz eine Verletzung am rechten Unterkiefer. Abnorme Beweglichkeit zwischen 84 und 83. Aufhellungsspalt im Röntgenbild 84, 44 und 83, 43 mit leichter Verschiebung der Unterkieferteile. *Diagnose? Therapie?*

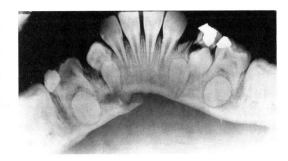

23: Eine 60jährige Frau bemerkte eine langsam zunehmende schmerzlose Auftreibung des rechten Unterkiefers. Das Röntgenbild zeigte gekammerte Aufhellungen im aufsteigenden und horizontalen Ast mit Auftreibung des Muskelfortsatzes. *Diagnose? Differentialdiagnose? Therapie?*

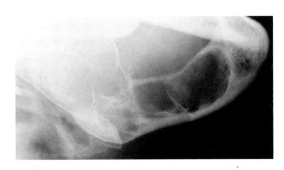

24: Eine 26jährige Frau klagte über eine leichte Schmerzhaftigkeit bei 27. Der perkussionsempfindliche Zahn zeigte röntgenologisch periapikale Aufhellungen; in der Nasennebenhöhlenaufnahme war die linke Kieferhöhle verschattet. *Diagnose? Therapie?*

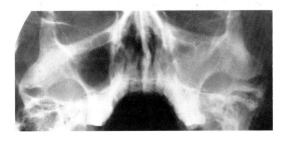

25: Eine 34jährige Frau bemerkte eine schmerzlose Auftreibung im anterioren Unterkiefer. Die Röntgenbilder zeigten Aufhellungen mit blasiger Struktur im Unterkiefer von 43 bis 36 und in beiden Femurknochen. *Diagnose? Differentialdiagnose? Therapie?*

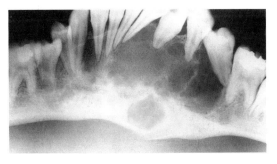

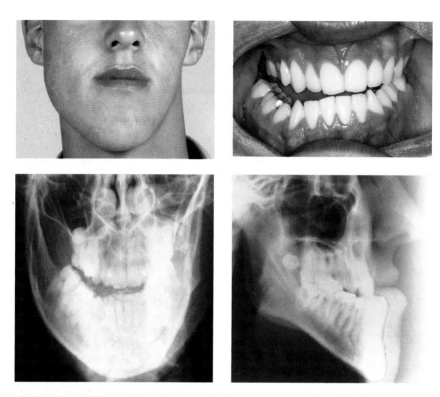

26: Bei einem 21jährigen Mann bestand eine Gesichtsasymmetrie mit Vorbißstellung und Rechtsverschiebung des Unterkiefers und offenem Biß auf der rechten Seite. *Diagnose? Therapie?*

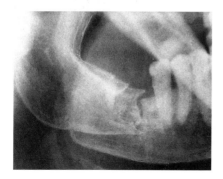

27: Bei dem 57jährigen Patienten kam es während der Extraktion des Zahnes 47 zu einer Unterkieferfraktur mit Verschiebung des distalen Fragments. *Diagnose? Therapie?*

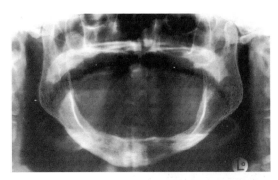

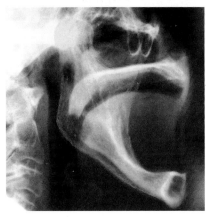

28: Die 62jährige Frau – Trägerin totaler Prothesen – konnte nach einer weiten Mundöffnung vor 3 Monaten den Mund nicht mehr schließen, der Unterkiefer stand vor und es waren nur eingeschränkte Öffnungsbewegungen möglich. Bei der Röntgenuntersuchung standen die Gelenkköpfe vor den Gelenkhöckern.
Diagnose? Therapie?

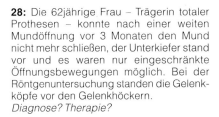

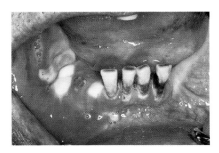

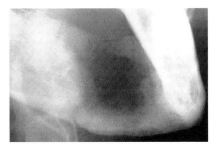

29: Bei dem 56jährigen Mann kam es nach der Extraktion der Zähne 47, 46, 45, 44, 43 zu einer schmerzhaften Schwellung in der Umgebung des Unterkiefers mit Eiterentleerung aus den Alveolen. Das Röntgenbild zeigte eine unscharf begrenzte Aufhellung, die vom Alveolarfortsatz bis zum Unterkieferrand reichte.
Diagnose? Therapie?

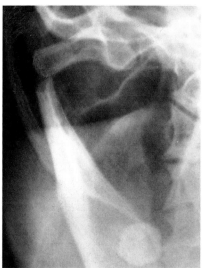

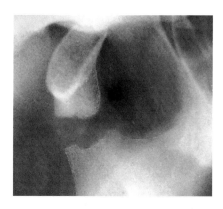

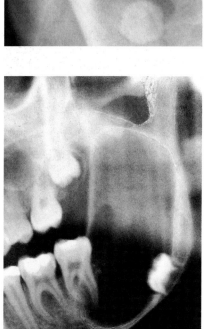

30: Die 23jährige, bis auf die unteren Weisheitszähne zahnlose Frau war auf das Kinn gestürzt. Der Unterkiefer war nach rechts abgewichen; bei Druck auf das Kinn wurde Schmerzhaftigkeit im rechten Kiefergelenk angegeben. Die Röntgenaufnahmen (oben li. und re.) zeigten einen Abbruch des rechten Gelenkfortsatzes mit Abknickung an der Basis und Dislokation des Gelenkkopfes nach medial.
Diagnose? Therapie?

31: Bei der 32jährigen Frau war eine schmerzlose Auftreibung im Bereich des linken aufsteigenden Unterkieferastes aufgetreten. Das Röntgenbild zeigte eine scharf begrenzte ovale Aufhellung, die von der Incisura semilunaris bis zur distalen Wurzel des Zahnes 36 reichte. Die Wurzeln des Zahnes 37 projizierten sich in die Aufhellung; ferner fand sich im Bereich des Kieferwinkels in der Außenkortikalis der Zahnkeim des Weisheitszahnes 38.
Diagnose? Differentialdiagnose? Therapie?

14

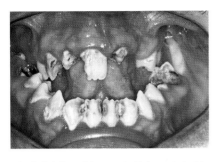

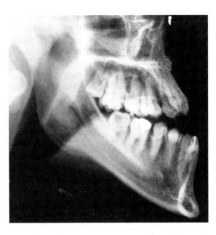

32: 21jähriger Mann mit Zahnarztphobie und extremem Gebißverfall durch unbehandelte Karies. Außerdem steht der Unterkiefer in deutlicher Vorbißstellung. *Diagnose? Therapie?*

33: Ein 27jähriger Mann erlitt einen Schlag auf die linke Gesichtsseite. Danach war die Mundöffnung etwas behindert und es traten Lidhämatome auf. Das Röntgenbild der Nasennebenhöhlen zeigte eine verkleinerte und verschattete linke Kieferhöhle. Am unteren und seitlichen Orbitarand, am Jochbogen und an der seitlichen Kieferhöhlenwand waren Stufenbildungen erkennbar. *Diagnose? Therapie?*

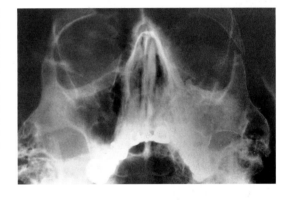

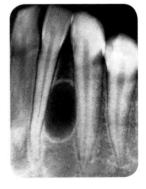

34: Bei einem 26jährigen Mann fand sich auf einer Röntgenaufnahme zwischen den vitalen Zähnen 32 und 33 eine scharf begrenzte ovale Aufhellung. Die Wurzeln der beiden Zähne waren etwas auseinandergedrängt. *Diagnose? Therapie?*

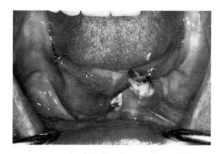

35: Der 63jährige Mann entdeckte eine schmerzlose Auftreibung des anterioren Unterkiefers mit Schwund des Alveolarfortsatzes in diesem Bereich. Im Röntgenbild war eine scharf begrenzte gekammerte Aufhellung erkennbar mit vollständiger Resorption der Unterkieferrandkortikalis. *Diagnose? Differentialdiagnose? Therapie?*

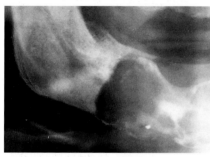
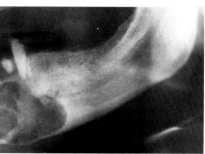

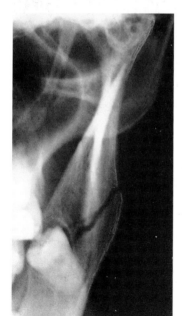

36: Ein 28jähriger Mann erlitt einen Schlag auf den linken Kieferwinkel. Danach bildete sich hier eine Schwellung; Unterkieferbewegungen waren schmerzhaft. Röntgenologisch fanden sich ein retinierter 38 und eine Aufhellungslinie, die vom Kieferwinkel bis zum perikoronaren Bereich des Weisheitszahnes reichte. *Diagnose? Therapie?*

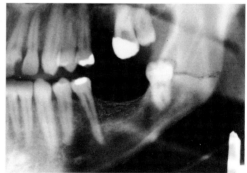

37: Ein 17jähriger Patient wurde mit einer umschriebenen Aufhellung im Röntgenbild unterhalb der Wurzeln der vitalen Zähne 37, 38 überwiesen. *Diagnose? Differentialdiagnose? Therapie?*

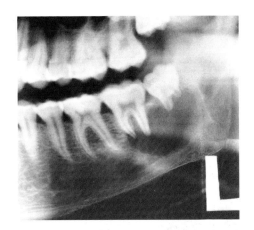

38: Ein 20jähriger Mann wurde mit einer umschriebenen Aufhellung im rechten Unterkiefer zwischen den etwas auseinandergedrängten Wurzeln der vitalen Zähne 45, 46 überwiesen. Der Weisheitszahn 48 war retiniert und zeigte eine Erweiterung des Perikoronarraumes und eine mesiale Periodontalspaltverbreiterung, die bis zur Wurzelspitze reichte. Die Weisheitszähne 18, 28 und 38 waren ebenfalls retiniert. *Diagnose? Differentialdiagnose? Therapie?*

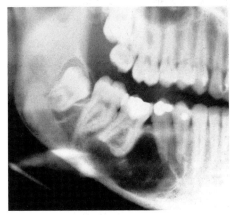

39: Bei dem 44jährigen Mann kam es nach der Extraktion von 36 zu einer Wundheilungstörung mit Eiterentleerung. Das Röntgenbild zeigte eine Aufhellung mit Abbau der Alveolenwand und zentralen Knochenstückchen. *Diagnose? Therapie?*

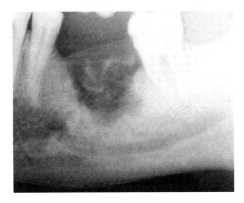

17

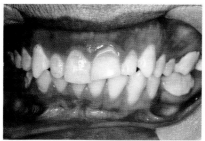

40: Der 20jährige Mann hatte vor einigen Jahren eine rechtsseitige Kiefergelenkverletzung erlitten. Danach war eine Mundöffnungsbehinderung eingetreten, die allmählich in völlige Unbeweglichkeit des in Okklusion fixierten Unterkiefers überging. Im Röntgenbild fand sich eine knöcherne Verbindung zwischen Gelenkfortsatz und Schädelbasis.
Diagnose? Therapie?

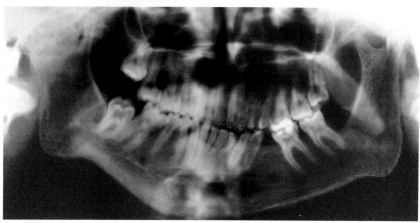

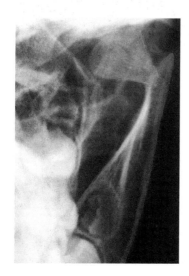

41: Der 9jährige Junge verspürte nach einem Sturz aufs Kinn Schmerzen im linken Kiefergelenk. Die Okklusion war durch eine Linksverschiebung des Unterkiefers gestört. Die Röntgenaufnahme zeigte einen Abbruch des linken Gelenkfortsatzes mit medialer Abknickung.
Diagnose? Therapie?

42: Bei dem 15jährigen Jungen wurde vor 2 Monaten der Zahn 26 entfernt. Danach traten Schmerzen im linken Oberkiefer auf. Bei der Untersuchung ließ sich bei 26 eine Perforation zur Kieferhöhle sondieren. In den Röntgenbildern fand sich ein zahnwurzelähnliches Gebilde in der verschatteten linken Kieferhöhle.
Diagnose? Therapie?

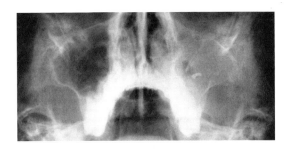

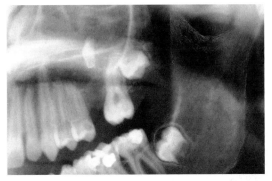

43: Ein 54jähriger Mann wurde mit einer Auftreibung des rechten aufsteigenden Unterkieferastes überwiesen. Das Röntgenbild zeigte einen scharf umschriebenen Aufhellungsbezirk im gesamten aufsteigenden Ast mit extremer Knochenresorption und mächtiger Auftreibung des Muskelfortsatzes.
Diagnose? Differentialdiagnose? Therapie?

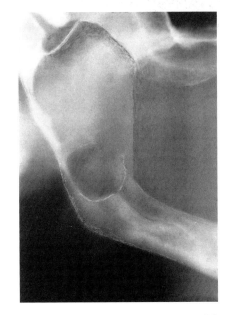

19

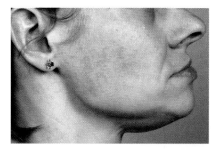
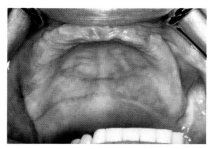

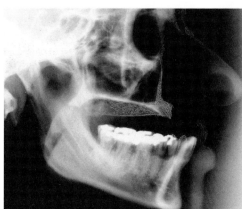

44: Bei einer 40jährigen Frau mit voll bezahntem Unterkiefer und zahnlosem Oberkiefer bestand eine Rücklage des Mittelgesichts und eine Vorlage des Unterkiefers. Im hochgradig atrophischen Oberkiefer mit abgeflachtem Vestibulum war die Alveolarkammschleimhaut beweglich. Die Oberkieferprothese, deren Frontzähne vorgezogen waren, hatte keinen festen Halt und hob sich beim Abbeißen ab. *Diagnosen? Ätiologie? Therapie? Versäumnisse?*

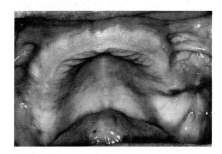
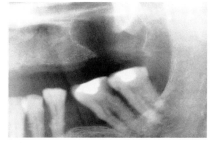

45: Bei dem 82jährigen Mann war eine schmerzlose Auftreibung im linken Oberkiefer aufgetreten. Die Prothese konnte nicht mehr getragen werden. Das Röntgenbild zeigte eine scharf begrenzte Aufhellung im dorsalen Bereich des linken Oberkiefers. *Diagnose? Differentialdiagnose? Therapie?*

20

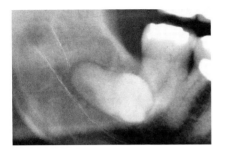

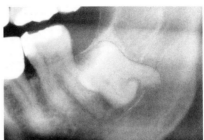

46: Bei einer 62jährigen Frau waren die unteren Weisheitszähne vollständig retiniert. 48 lag waagerecht (Tiefenlinie 26 mm). 38 stand achsengerecht (Tiefenlinie 19 mm), die mesiale Wurzel war rechtwinklig abgebogen, die distale Wurzelspitze lag unterhalb des Mandibularkanals. *Diagnose? Schwierigkeitsgrad für die Operation? Therapie?*

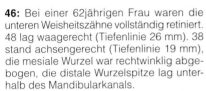

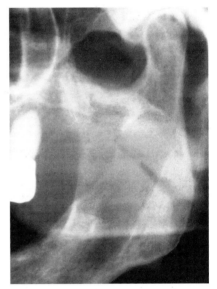

47: Bei der 80jährigen Frau bestand eine schmerzlose Auftreibung des linken aufsteigenden Unterkieferastes. Im Röntgenbild fand sich eine teils scharf, teils unscharf begrenzte Aufhellung, die sich bis in den horizontalen Ast erstreckte. *Diagnose? Differentialdiagnose? Therapie?*

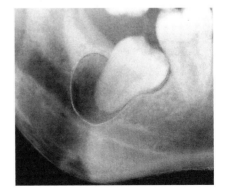

48: Bei einem 35jährigen Mann fand sich im Röntgenbild ein teilretinierter vitaler Weisheitszahn 48 mit einer scharf begrenzten Aufhellung im distalen und apikalen Wurzelbereich. *Diagnose? Differentialdiagnose? Therapie?*

21

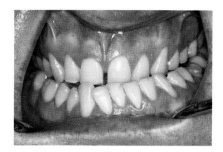
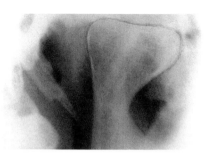

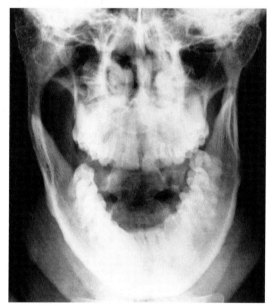

49: Bei dem 32jährigen Mann war es innerhalb der letzten Jahre zu einer prognathen Linksverschiebung des Unterkiefers gekommen. Röntgenologisch fand sich eine extreme Vergrößerung des rechten Gelenkkopfes. *Diagnose? Therapie?*

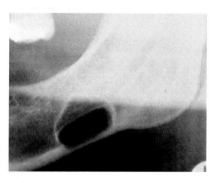

50: Bei einer 48jährigen Frau fand sich röntgenologisch im linken Unterkiefer eine ovale Aufhellung in Höhe des Unterkieferrandes. Darüber war eine weniger intensive dreieckförmige Aufhellung vorhanden. *Diagnose? Differentialdiagnose? Therapie?*

51: Der 64jährige Mann hatte in den letzten Jahren eine Zunahme des Kopfumfanges bemerkt. Das Röntgenbild des Schädels zeigte eine Vergrößerung des Hirnschädels mit fleckigen Verschattungen und Aufhellungen der Schädelkalotte. *Diagnose? Differentialdiagnose? Therapie?*

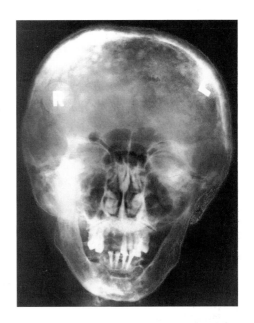

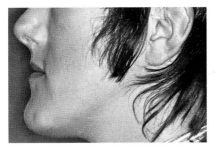

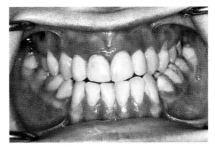

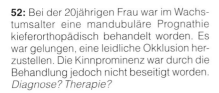

52: Bei der 20jährigen Frau war im Wachstumsalter eine mandubuläre Prognathie kieferorthopädisch behandelt worden. Es war gelungen, eine leidliche Okklusion herzustellen. Die Kinnprominenz war durch die Behandlung jedoch nicht beseitigt worden. *Diagnose? Therapie?*

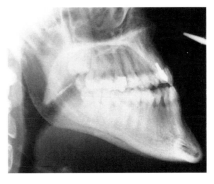

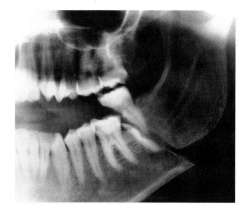

53: Die 19jährige Patientin erlitt eine Verletzung am linken Kieferwinkel. Zwischen 36 und 37 bestand eine abnorme Beweglichkeit des Unterkiefers. Röntgenologisch fand sich ein Frakturspalt bei 36. Die mesiale Wurzel 36 war vom Zahn abgesprengt und lag im großen Fragment, Krone und distale Wurzel 36 im kleinen Fragment, das nach kranial disloziert war.
Diagnose? Therapie?

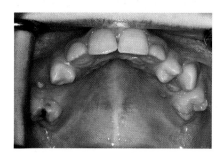 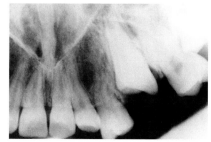

54: Bei einem 13jährigen Jungen waren im Oberkiefer Zahnstellungsanomalien vorhanden. Die Eckzähne und die ersten Prämolaren waren miteinander vertauscht. 13 befand sich noch im Durchbruch.
Diagnose? Therapie?

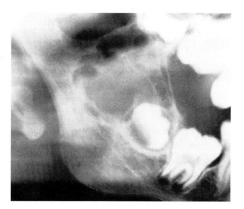

55: Ein 7jähriges Mädchen wurde wegen einer Veränderung im Röntgenbild überwiesen. Im rechten aufsteigenden Ast fand sich eine gekammerte Aufhellung mit gelappten, scharf abgegrenzten Rändern, die vom aufgetriebenen Muskelfortsatz bis in die Region der Anlage des Weisheitszahnes 48 reichte.
Diagnose? Differentialdiagnose? Therapie?

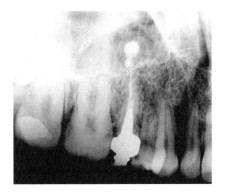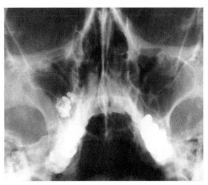

56: Bei einer 27jährigen Frau (li.) und einem 33-jährigen Mann (re.) wurde bei der Wurzelfüllung eines oberen Seitenzahnes Wurzelfüllmaterial in die Kieferhöhle eingebracht. In der Nasennebenhöhlenaufnahme war jeweils die rechte Kieferhöhle verschattet. *Diagnose? Therapie?*

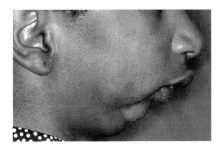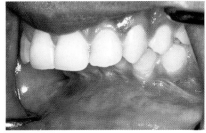

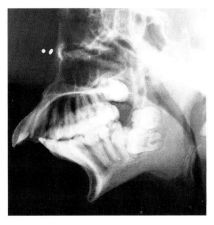

57: Bei dem 14jährigen Mädchen war der Unterkiefer nach einem doppelseitigen Kiefergelenktrauma hochgradig unterentwickelt und vollständig unbeweglich. Es bestand ein sogenanntes Vogelgesicht. Die aufsteigenden Äste waren durch breite Knochenbrücken mit der Schädelbasis verbunden. Gelenk- und Muskelfortsätze waren nicht mehr vorhanden. Die Molaren des Unterkiefers waren retiniert. *Diagnose? Therapie?*

25

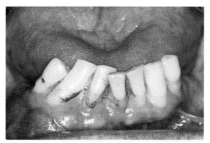

58: Ein 52jähriger Mann bemerkte seit einem Jahr eine schmerzlose, sich allmählich vergrößernde Auftreibung im anterioren Unterkiefer mit Verdrängung der Zähne 44, 43,42. Das Röntgenbild zeigte einen feinwabig strukturierten Aufhellungsbezirk, der sich von der Mittellinie bis in den seitlichen Unterkiefer erstreckte.
Diagnose? Differentialdiagnose? Therapie?

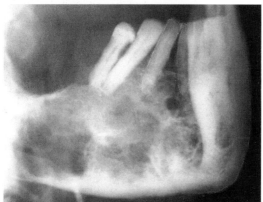

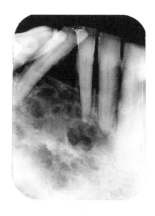

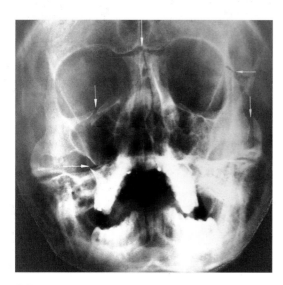

59: Die Nasennebenhöhlenaufnahme eines 35jährigen Mannes, der einen Unfall erlitten hatte, zeigt Aufhellungslinien an den mit Pfeilen markierten Stellen.
Diagnose? Therapie?

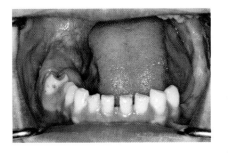
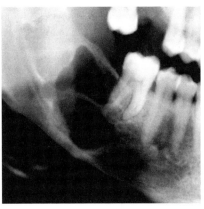

60: Bei dem 39jährigen Mann war vor 9 Monaten im rechten Unterkiefer eine Zystostomie vorgenommen worden. Die histologische Untersuchung hatte eine odontogene Residualzyste ergeben. Inzwischen war im Zystenbereich eine stärkere Auftreibung aufgetreten. Das Röntgenbild zeigte eine mehrfach gekammerte Aufhellung mit Knochenabbau im Alveolarfortsatz.
Diagnose? Differentialdiagnose? Therapie?

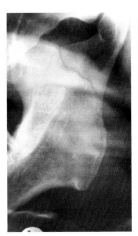
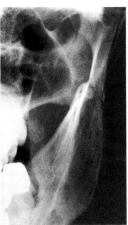
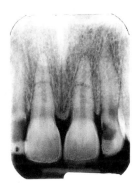

61: Die 43jährige Frau war aufs Kinn gestürzt. Die Röntgenbilder zeigten eine Aufhellungslinie an der Basis des Gelenkfortsatzes.
Diagnose? Therapie?

62: Ein 28jähriger Mann hatte einen Stoß gegen die oberen Schneidezähne bekommen, die leicht gelokkert und devital waren. Im Röntgenbild fanden sich Aufhellungslinien in den mittleren Wurzeldritteln.
Diagnose? Therapie?

27

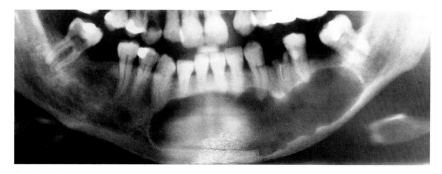

63: Bei dem 58jährigen Mann hatte sich im Laufe eines Jahres eine schmerzlose Auftreibung im anterioren und vorderen linken Unterkiefer ausgebildet. Das Röntgenbild zeigte eine scharf begrenzte Aufhellung, die von 43 bis 37 reichte. Der apikale Bereich des Wurzelrestes 34 ragte in die Aufhellung.
Diagnose? Differentialdiagnose? Therapie?

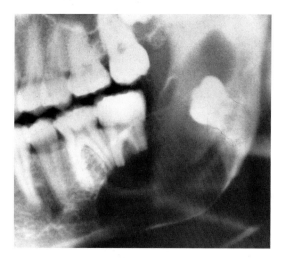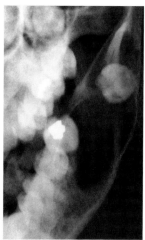

64: Die 24jährige Frau stellte sich mit einer schmerzlosen Auftreibung des Unterkiefers im Bereich des linken Kieferwinkels vor. Im Röntgenbild fand sich eine scharf begrenzte Aufhellung, die von 36 bis in den oberen Bereich des aufsteigenden Astes reichte. Die distale Wurzel von 36 und beide Wurzeln von 37 zeigten Resorptionserscheinungen, 38 war nach dorsal verdrängt.
Diagnose? Differentialdiagnose? Therapie?

28

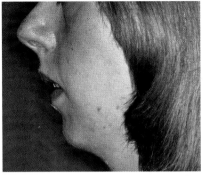

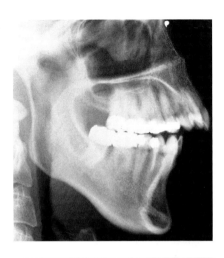

65: Bei der 24jährigen Frau bestand eine Rücklage des Unterkiefers. Ein Lippenschluß war nur schwer möglich.
Diagnose? Therapie?

66: Der 51jährige Mann mit zahnlosem Ober- und Unterkiefer hatte einen Unfall mit Sturz auf das Kinn erlitten. Die Röntgenbilder zeigten Aufhellungslinien vor dem linken und im Bereich des rechten Kieferwinkels.
Diagnose? Therapie?

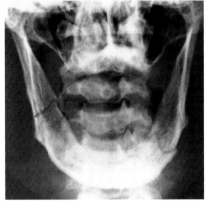

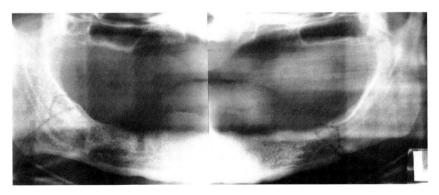

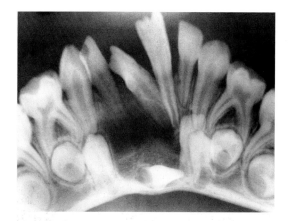

67: Bei einem 6jährigen Jungen waren im Milchgebiß nur die bleibenden Zähne 41 und 31 durchgebrochen. 41 stand schräg, die Krone war mißgebildet. Das Röntgenbild zeigte eine umschriebene Aufhellung zwischen den Zahnanlagen 43 und 32, 33. Die Zahnanlage 41 war bis zum Unterkieferrand verdrängt. *Diagnose? Differentialdiagnose? Therapie?*

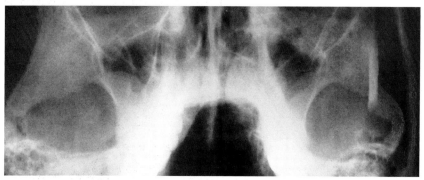

68: Der 33jährige Mann war mit der linken Wange gegen einen Pfosten gestoßen. Anschließend war die Mundöffnung etwas behindert. Das Röntgenbild der Nasennebenhöhlen zeigte eine Abknickung des linken Jochbogens. *Diagnose? Therapie?*

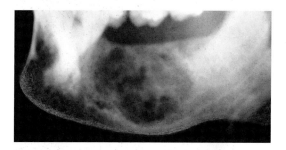

69: Ein 54jähriger Mann bemerkte eine Auftreibung des Unterkiefers. Im Röntgenbild war eine unscharf begrenzte Aufhellung mit unregelmäßiger Ablagerung von Hartsubstanz erkennbar, die vom zahnlosen Alveolarfortsatz bis zum Unterkieferrand reichte und den N. alveolaris inferior nach unten verdrängt hatte. *Diagnose? Differentialdiagnose? Therapie?*

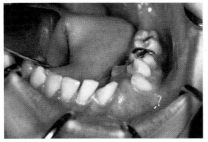
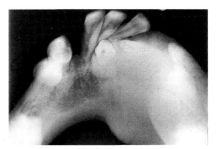

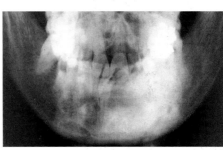

70 Eine 18jährige Frau stellte sich vor mit einer schmerzlosen Auftreibung des linken Unterkiefers mit Verdrängung von Zähnen. Die Röntgenbilder zeigten eine mächtige kompaktaähnliche Auftreibung des linken Unterkiefers. *Diagnose? Differentialdiagnose? Therapie?*

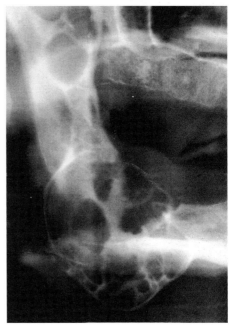

71: Bei der 55jährigen Frau bestand seit längerer Zeit eine schmerzlose, sich langsam vergrößernde Auftreibung im rechten aufsteigenden Unterkieferast und vor dem Kieferwinkel. Im Röntgenbild fanden sich polyzystische Aufhellungen, die von der Incisura semilunaris bis in den horizontalen Ast reichten. Im Bereich des Kieferwinkels war eine rundliche Auftreibung größeren Ausmaßes mit polyzystischen Aufhellungen erkennbar. *Diagnose? Differentialdiagnose? Therapie?*

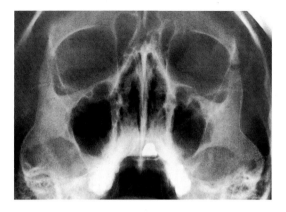

72: Die 41jährige Patientin, die vor einem Jahr einen Unfall erlitten hatte, kam in die Klinik wegen einer Gesichtsasymmetrie durch Impression des linken Jochbeins. Die Nasennebenhöhlenaufnahme zeigte eine leichte Einengung der linken Kieferhöhle und Stufenbildungen am unteren Orbitarand und im Bereich der lateralen Kieferhöhlenwand. *Diagnose? Therapie?*

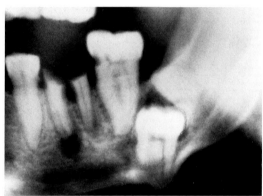

73: Die 53jährige Frau wurde mit Schmerzen an den Wurzeln 36, die beide perkussionsempfindlich waren, überwiesen. Im Röntgenbild fand sich eine größere Aufhellung an der mesialen und eine kleinere Aufhellung an der distalen Wurzel. 38 war tief retiniert mit perikoronarer Aufhellung. *Diagnose? Therapie?*

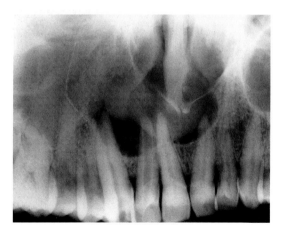

74: Bei einer 28jährigen Frau bestand eine an Größe zunehmende schmerzlose Auftreibung im anterioren Oberkiefer. Alle Zähne waren vital. Das Röntgenbild zeigte eine scharf begrenzte Aufhellung, die von 14 bis 22 reichte und sich über den Nasenboden hinaus ausdehnte. Die Wurzeln der Zähne 13 und 12 waren auseinandergedrängt. *Diagnose? Differentialdiagnose? Therapie?*

75: Bei einem 19jährigen Mann war der Milchzahn 73 noch in der Zahnreihe. Im Röntgenbild fand sich unterhalb der Wurzelspitze von 73 und zwischen den Wurzeln 32 und 34 Hartsubstanzablagerung, die von einer schmalen Aufhellungszone umgeben war. 33 war retiniert und zum Unterkieferrand verdrängt.
Diagnose? Therapie?

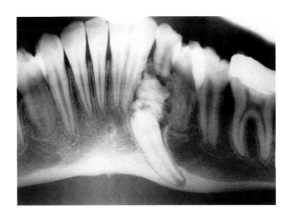

76: Bei einem 35jährigen Mann war nach einem Sturz aufs Kinn das Mittelstück des Unterkiefers mit den Zähnen 43, 42, 41, 31, 32 kaudal disloziert und gegen die übrigen Unterkieferteile beweglich; die Zähne 41, 31,32 und 33 waren partiell luxiert. Vestibulum- und Mundbodenschleimhaut waren mehrfach eingerissen.
Diagnose? Therapie?

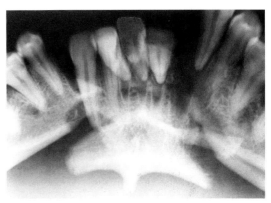

77: Der 43jährige Mann stellte sich mit einer schmerzlosen Auftreibung im Bereich der vitalen Zähne 23, 24 und 25 vor. Das Röntgenbild der Nasennebenhöhlen zeigte eine rundliche Verschattung am Boden der linken Kieferhöhle bei normaler Transparenz der Resthöhle.
Diagnose? Differentialdiagnose? Therapie?

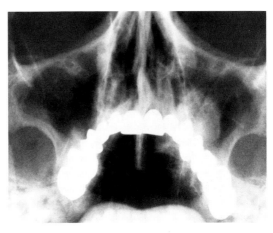

33

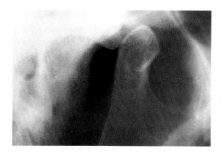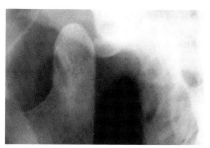

78: Die 27jährige Frau klagte über Schmerzen in den Kiefergelenken bei Bewegungen des Unterkiefers. Bei weiter Mundöffnung sprangen die Gelenkköpfe über die Gelenkhöcker hinaus nach vorn; beim Mundschluß rutschten sie wieder in die Gelenkpfannen. *Diagnose? Therapie?*

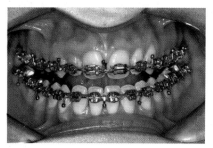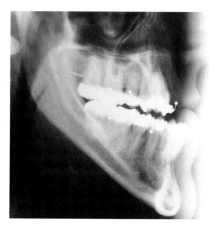

79: Bei der 24jährigen Frau bestand eine Vorbißstellung des Unterkiefers mit offenem Biß, die kieferorthopädisch mit festsitzenden Geräten behandelt wurde. *Diagnose? Weitere Therapie?*

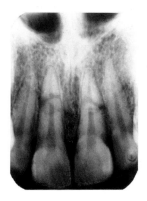

80: Der 14jährige Junge war mit den oberen Frontzähnen aufgestoßen. Die Zähne 11 und 21 waren leicht gelockert, aber vital geblieben. Das Röntgenbild zeigte Aufhellungslinien in den mittleren Bereichen der beiden Zahnwurzeln. *Diagnose? Therapie?*

34

81: Ein 22jähriger Mann stellte sich mit einer Auftreibung im rechten Unterkiefer vor. Im Röntgenbild fand sich eine umschriebene, scharf begrenzte Aufhellung mit Hartsubstanzablagerung, die von 48 bis 45 und vom Alveolarfortsatz bis zum Unterkieferrand reichte. *Diagnose? Differentialdiagnose? Therapie?*

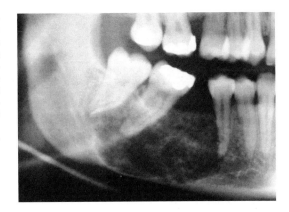

82: Der 29jährige Mann hatte nach einen Stoß auf das rechte Jochbein ein Orbitaödem erlitten, ferner bestanden Doppelbilder. Die Nasennebenhöhlenaufnahme zeigte eine Impression und kaudale Dislokation des rechten Jochbeins mit abgesunkenem Orbitaboden. Die rechte Kieferhöhle war deutlich eingeengt. *Diagnose? Therapie?*

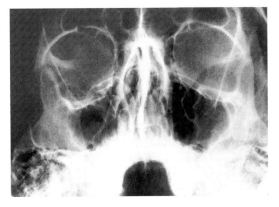

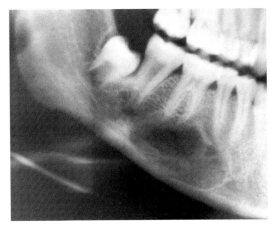

83: Bei der 15jährigen Patientin bestand eine umschriebene, teils scharf, teils unscharf begrenzte Aufhellung unterhalb der Wurzeln der vitalen Zähne 47, 46, 45, 44. Der Weisheitszahn war teilretiniert. *Diagnose? Differentialdiagnose? Therapie?*

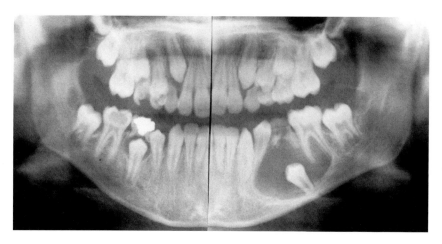

84: Bei dem 11jährigen Jungen fand sich im Röntgenbild eine große scharf begrenzte Aufhellung bei 35, dessen Wurzel sich am Unterkieferrand, dessen Kronenbereich sich innerhalb der Aufhellung befand. Milchzahnpersistenz von 75 und 85. 45 stand im Kiefer mit einer perikoronaren Aufhellung. Im Oberkiefer Zahnengstand mit verzögertem Durchbruch der bleibenden Zähne.
Diagnose? Therapie?

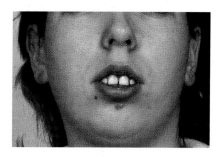

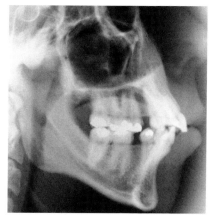

85: Die 15jährige Patientin wurde wegen eines Tiefstands des Oberkiefers überwiesen. Die Lippen waren in Ruhelage offen und nur mit vermehrter Kraftanstrengung zu schließen. Die Fernröntgenaufnahme zeigte eine Verlängerung des Mittelgesichts mit Vergrößerung der Kieferhöhlen und leichter maxillärer Prognathie.
Diagnose? Therapie?

36

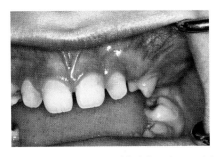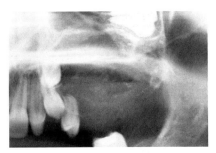

86: Bei dem 9jährigen Mädchen hatte sich im linken Oberkiefer eine schmerzlose Auftreibung ausgebildet. Das Röntgenbild zeigte eine rundliche Aufhellung mit Resten von Knochen und Verdrängung der Prämolaren nach vorn und des Sechsjahresmolaren nach oben. Der Eckzahn ist retiniert.
Diagnose? Differentialdiagnose? Therapie?

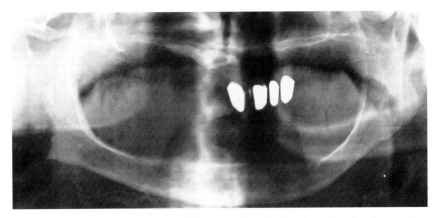

87: In der Panoramaaufnahme einer79jährigen Frau fand sich im Bereich des rechten Kieferwinkels eine umschriebene unscharf begrenzte Aufhellung.
Diagnose? Therapie?

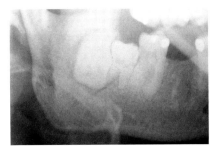

88: Bei einem 24jährigen Mann war der Weisheitszahn 48 teilretiniert. Das Röntgenbild zeigte hinter 48 eine rundliche Verschattung mit einer zahnhartsubstanzartigen Struktur, die von einer parodontalspaltähnlichen Aufhellung umgeben war.
Diagnose? Therapie?

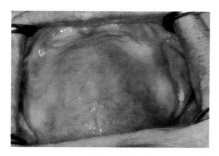

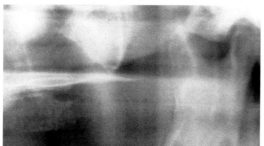

89: Eine 78jährige Frau hatte bemerkt, daß die totale Oberkieferprothese nicht mehr richtig paßte. Im linken Oberkiefer war eine Auftreibung des Alveolarfortsatzes erkennbar. Die Panoramaschichtaufnahme zeigte eine umschriebene unscharf begrenzte Aufhellung im Alveolarfortsatz, die sich bis in den Kieferhöhlenbereich erstreckte. In der Nasennebenhöhlenaufnahme war die linke Kieferhöhle total verschattet; in der seitlichen Kieferhöhlenwand war ein Knochendefekt erkennbar. Im linken submandibulären Bereich waren vergrößerte Lymphknoten tastbar. *Diagnose? Differentialdiagnose? Therapie?*

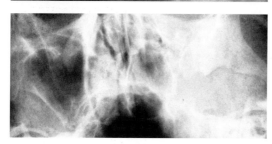

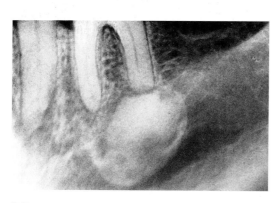

90: Bei einem 32jährigen Mann fand sich im Röntgenbild unter der distalen Wurzel des vitalen Zahnes 36 eine rundliche Verschattung mit kompaktaähnlicher Struktur. *Diagnose? Differentialdiagnose? Therapie?*

38

91: Bei dem 35jährigen Mann wurden in einer zahnärztlichen Praxis die Zähne 47, 45 und 44 wegen einer akuten Entzündung extrahiert. Nach 6 Tagen hatte sich im submentalen und rechten submandibulären Bereich eine schmerzhafte derbe Schwellung entwickelt; submental war auch eine Fistel vorhanden, aus der sich Eiter entleerte. Die im Extraktionsbereich gelegene Gingiva war gerötet und geschwollen. Die Körpertemperatur betrug 38,2°.
Diagnose? Therapie?

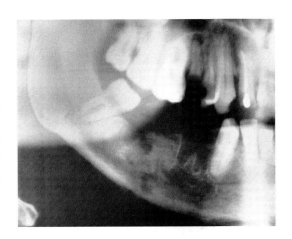

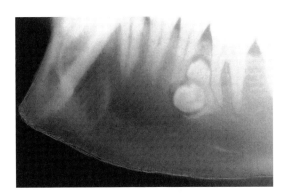

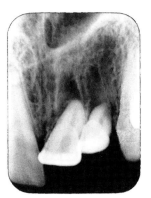

92: Bei dem 23jährigen Mann fanden sich im Röntgenbild zwischen den Wurzeln von 35 und 36 zwei miteinander verschmolzene zahnähnliche Gebilde.
Diagnose? Therapie?

93: Der 15jährige Junge erlitt einen Schlag auf die oberen Frontzähne. Die beiden Zähne 21 und 22 waren nach palatinal luxiert. Im Röntgenbild waren die oberen Abschnitte der Alveolen leer, die Zähne steckten aber noch mit den Wurzelspitzen in den Alveolen.
Diagnose? Therapie?

39

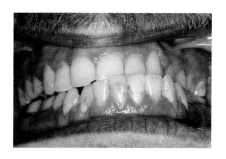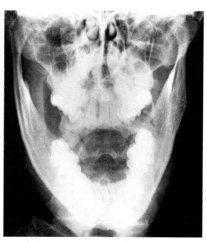

94: Der 28jährige Mann hatte bei einem Unfall eine Mittelgesichts- und eine Unterkiefer-fraktur erlitten. Eine adäquate Behandlung hatte nicht stattgefunden. Es bestand jetzt eine Verbreiterung des Oberkiefers mit Verschiebung nach rechts und eine Prognathie des Unterkiefers mit Verschiebung nach links.
Diagnose? Therapie?

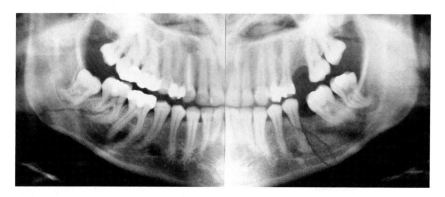

95: Die 25jährige Frau war aufs Kinn gestürzt. Röntgenologisch fanden sich eine Aufhellungslinie bei 47, die durch dessen distale Wurzel verlief, und eine doppelte Aufhellungslinie bei 35, die auch dessen Wurzel tangierte.
Diagnose? Therapie?

96: Ein 12jähriger Junge stellte sich mit einer knöchernen Auftreibung des rechten Unterkiefers vor. Das Röntgenbild zeigte eine Auftreibung und Aufhellung des rechten aufsteigenden Astes mit unregelmäßiger Ablagerung von Hartsubstanz, die bis in die Prämolarenregion reichte. Die Zähne 48, 47 und 46 fehlten. *Diagnose? Differentialdiagnose? Therapie?*

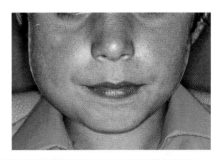

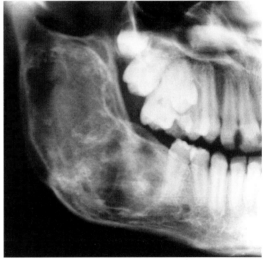

97: Bei einem 16jährigen Jungen bestand eine Milchzahnpersistenz 83. Die Röntgenaufnahme zeigte einen verlagerten, mit der Wurzel bis zum Unterkieferrand verdrängten 43, der von einer scharf begrenzten zystenartigen Aufhellung umgeben war. *Diagnose? Differentialdiagnose? Therapie?*

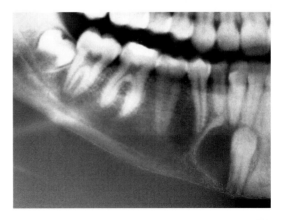

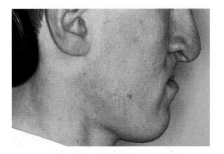

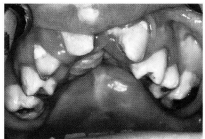

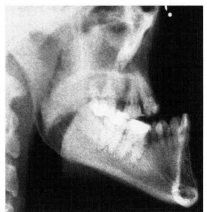

98: Bei einem 26jährigen Mann war im Kindesalter eine doppelseitige Lippen-Kiefer-Gaumen-Spalte operiert worden. Er stellte sich mit der Frage einer Verbesserung des Operationsergebnisses vor. Es bestand eine erhebliche Rücklage des Oberkiefers. Der Zwischenkiefer mit den oberen Schneidezähnen fehlte. Die beiden Eckzähne standen dicht beieinander; zwischen ihnen war eine Perforation zur Nase sondierbar. Die Fernröntgenaufnahme zeigte eine extreme Rücklage der noch vorhandenen Oberkieferteile.
Diagnose? Therapie?

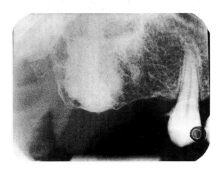

99: Bei einem 58jährigen Mann fiel im Röntgenbild eine unregelmäßig begrenzte, ziemlich homogene Verschattung im Bereich des rechten Tuber maxillare auf.
Diagnose? Differentialdiagnose? Therapie?

42

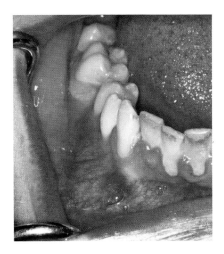
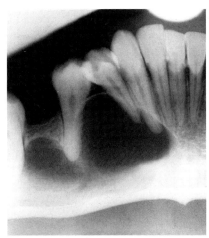

100: Bei einem 38jährigen Mann war im Laufe des letzten Jahres im rechten Unterkiefer eine vestibuläre Auftreibung entstanden. Vor 2 Jahren war der Zahn 46 entfernt worden. Das Röntgenbild zeigte eine scharf begrenzte Aufhellung von 47 bis 43. Die Wurzeln 45 und 44 waren auseinandergedrängt.
Diagnose? Differentialdiagnose? Therapie?

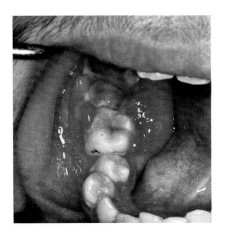
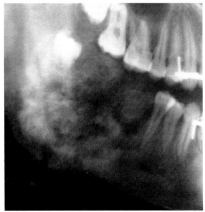

101: Ein 20jähriger Mann kam mit einer Auftreibung im rechten Unterkiefer. Der Alveolarfortsatz war distal von 46 verdickt und ulzeriert. Das Röntgenbild zeigte wolkige Osteolyse mit Hartsubstanzablagerung und Knochenverdickung.
Diagnose? Differentialdiagnose? Therapie?

43

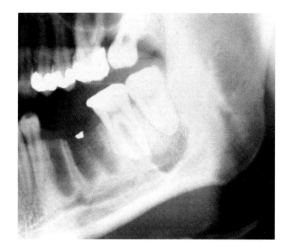

102: Bei einer 21jährigen Frau wurden in einer zahnärztlichen Praxis 35 und 36 wegen apikaler Parodontitis extrahiert. Eine danach angefertigte Röntgenaufnahme zeigte eine umschriebene Aufhellung unterhalb der Wurzeln der vitalen Zähne 37 und 38. *Diagnose? Differentialdiagnose? Therapie?*

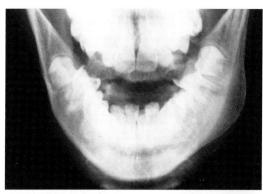

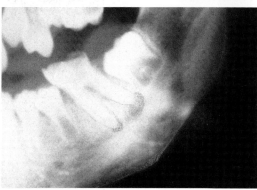

103: Ein 9jähriger Junge wurde mit einer seit längerer Zeit bestehenden Knochenauftreibung im linken Kieferwinkelbereich überwiesen. Es bestand Zahnengstand in beiden Kiefern. Der Zahndurchbruch war noch im Gange. Der Zahn 36 war tief kariös, aber nicht perkussionsempfindlich. Röntgenologisch fand sich eine Auftreibung des Knochens mit Sklerosierung im linken Prämolaren- und Molarenbereich. 36 zeigte Aufhellungen an beiden Wurzelspitzen und eine Sklerosierung der Umgebung. *Diagnose? Differentialdiagnose? Therapie?*

44

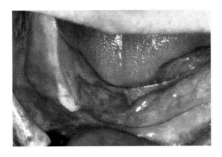
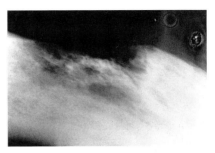

104: Bei dem 74jährigen Mann war vor 3 Jahren ein Unterlippenkarzinom bestrahlt worden. Der Tumor konnte dadurch beseitigt werden. In der Folgezeit trat ein Ulkus mit freiliegendem Knochen im zahnlosen anterioren rechten Unterkiefer auf. Das Röntgenbild zeigte eine Knochendestruktion im Alveolarfortsatz.
Diagnose? Differentialdiagnose? Therapie?

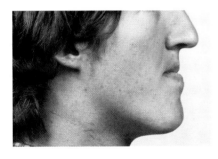
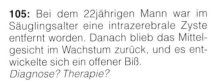
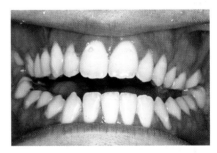

105: Bei dem 22jährigen Mann war im Säuglingsalter eine intrazerebrale Zyste entfernt worden. Danach blieb das Mittelgesicht im Wachstum zurück, und es entwickelte sich ein offener Biß.
Diagnose? Therapie?

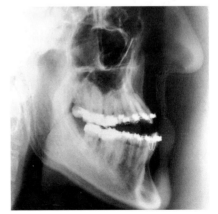

45

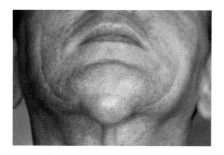

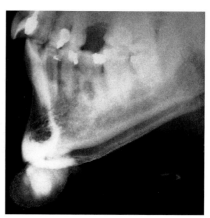

106: Ein 34jähriger Mann stellte sich vor mit einer rundlichen knochenharten Vorwölbung im Bereich des Kinnrandes. Das Röntgenbild zeigt eine exostosenartige Vorwölbung im Kinnbereich, die miteinander verbackene Zahnstrukturen erkennen läßt. *Diagnose? Differentialdiagnose? Therapie?*

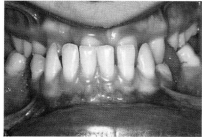

107: Bei der 17jährigen Frau bestand eine Dysgnathie des Unterkiefers. Eine Okklusion mit dem Oberkiefer war nur durch Vorschieben des Unterkiefers zu erreichen, dabei glitten die Frontzähne des Unterkiefers weit über die oberen Frontzähne. Ohne Vorschub kamen die unteren Schneidezähne mit den oberen in Kopfbißstellung, während die Seitenzahnbereiche auseinanderklafften. Diese Situation zeigt das Fernröntgenbild. *Diagnose? Therapie?*

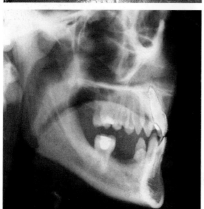

46

108: Bei der 16jährigen Patientin war eine Schwellung im linken Unterkiefer 4 Wochen mit Antibiotika und Inzision behandelt worden. Jetzt bestand eine schmerzhafte derbe Schwellung über dem linken Unterkiefer mit Fieber (38,5°) und einem Ausfall des N. mandibularis. Das Röntgenbild zeigte wolkige Aufhellungen von 34 bis in den aufsteigenden Ast und eine apikale Aufhellung am devitalen Zahn 37.
Diagnose? Therapie?

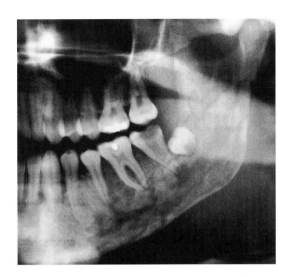

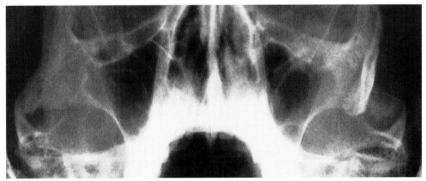

109: Das Röntgenbild des 26jährigen Mannes zeigte nach einem Stoß auf die Wange eine Abknickung des linken Jochbogens.
Diagnose? Therapie?

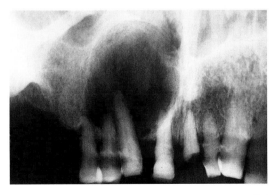

110: Bei dem 68jährigen Mann fand sich röntgenologisch eine scharf begrenzte Aufhellung im Oberkiefer. 14 war devital.
Diagnose? Therapie?

47

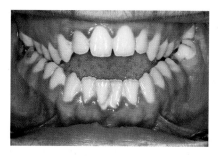

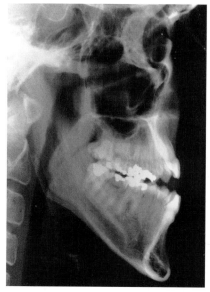

111: Der 21jährige Mann stellte sich vor mit einer Vorbißstellung des Unterkiefers und einem weit offenen Biß. Eine Okklusion bestand beim Zusammenbiß nur im Molarenbereich.
Diagnose? Therapie?

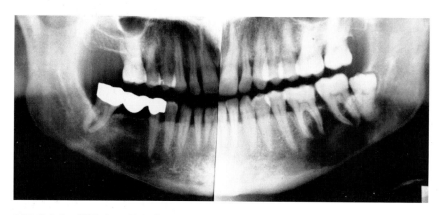

112: Bei der 57jährigen Frau fielen bei einer Panoramaschichtaufnahme unregelmäßig begrenzte Aufhellungsbezirke in beiden Molarenbereichen des Unterkiefers auf.
Diagnose? Differentialdiagnose? Therapie?

113: Bei der 33jährigen Frau war vor 3 Jahren der Weisheitszahn 38 mit einer Keratozyste entfernt worden. Sie kam jetzt in unsere Klinik, weil im Röntgenbild in der Region 38 eine gekammerte zystische Aufhellung gefunden wurde. *Diagnose? Differentialdiagnose? Therapie?*

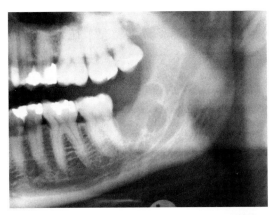

114: Die 76jährige Frau war aufs Kinn gestürzt und klagte danach über Schmerzen im rechten Kiefergelenk. Bei der Mundöffnung kam es zu einer Seitenabweichung des Unterkiefers nach rechts. Das Röntgenbild zeigte auf der rechten Seite ein nach vorn disloziertes Gelenkkopffragment. *Diagnose? Therapie?*

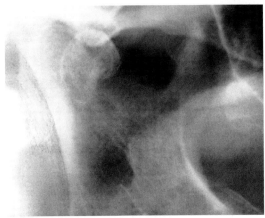

115: Bei einem 6jährigen Jungen war eine Auftreibung im anterioren Unterkiefer aufgetreten. Der Zahn 72 war vor 4 Wochen vom Zahnarzt wegen Lockerung entfernt worden. Das Röntgenbild zeigte im Frontzahnbereich eine Veränderung mit zentraler Aufhellung und peripherer Verschattung. *Diagnose? Differentialdiagnose? Therapie?*

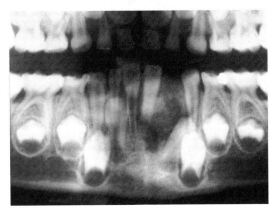

49

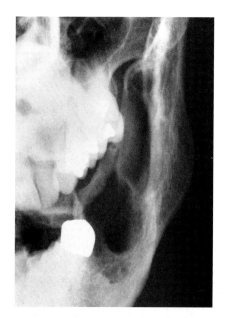

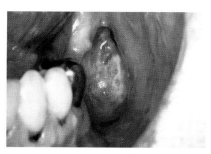

116: Bei der 59jährigen Frau war vor 4 Monaten eine Keratozyste im linken Unterkiefer durch Zystostomie behandelt worden. In der offenen Zystenhöhle fanden sich jetzt Schleimhautverdickungen. Das Röntgenbild zeigte eine mehrfach gekammerte Aufhellung im aufsteigenden Ast.
Diagnose? Differentialdiagnose? Therapie?

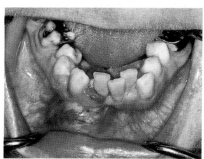

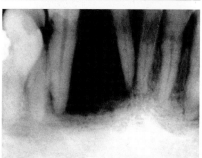

117: Die 49jährige Frau stellte sich vor mit einer schmerzlosen Schwellung im Bereich des anterioren Alveolarfortsatzes im Unterkiefer bei Engstand der Frontzähne; der Zahn 42 fehlte. Das Röntgenbild zeigte eine relativ scharf begrenzte Aufhellung zwischen 44 und 31.
Diagnose? Differentialdiagnose? Therapie?

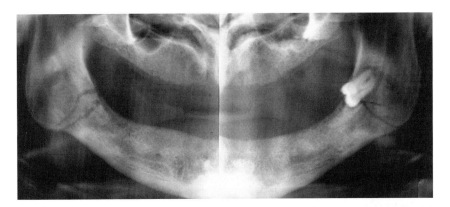

118: Der 42jährige, bis auf einen verlagerten 38 zahnlose Mann erlitt einen Sturz aufs Kinn. Der Unterkiefer war an den Kieferwinkeln etwas beweglich; ein Druck aufs Kinn löste dort Schmerzen aus. Röntgenologisch waren Aufhellungslinien im Bereich der Kieferwinkel und des verlagerten Weisheitszahnes erkennbar.
Diagnose? Therapie?

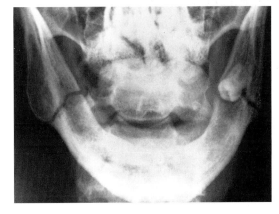

119: Der 25jährige Mann erlitt einen Schlag gegen den linken Kieferwinkel. Danach war der Unterkiefer distal des Zahnes 37 beweglich und schmerzhaft. Das Röntgenbild zeigte einen klaffenden Spalt am linken Kieferwinkel und distal des Zahnes 37.
Diagnose? Therapie?

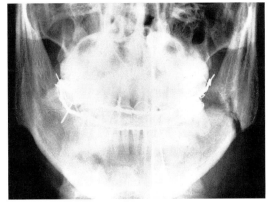

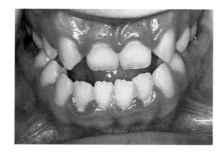
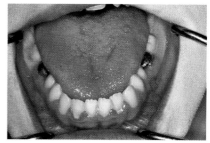

120: Die 15jährige Patientin wurde wegen eines zu großen Unterkiefers überwiesen. Bei der Untersuchung fiel zusätzlich eine zu große Zunge auf, die den lingualen Raum voll ausfüllte und eng an den Unterkieferzähnen anlag. *Diagnose? Therapie?*

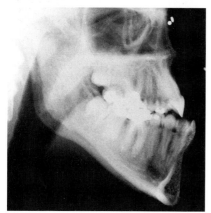

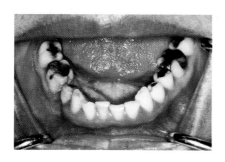
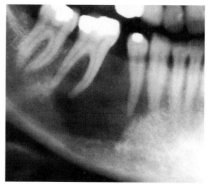

121: Eine 36jährige Frau kam – nach einer Zystenoperation vor 6 Wochen – mit einem Defekt im rechten Unterkiefer in die Klinik. Der Zahn 45 fehlte, der Alveolarfortsatz war hier eingesunken. Das Röntgenbild zeigte eine umschriebene Aufhellung , die von 43 bis zur distalen Wurzel 46 und vom Alveolarfortsatz bis fast zum Unterkieferrand reichte. *Diagnose? Differentialdiagnose? Therapie?*

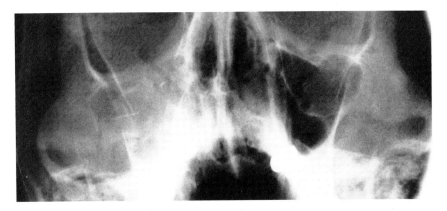

122: Der 28jährige Mann erlitt einen Stoß auf die rechte Wange. Stufenbildungen am Orbitarand und Jochbogen fehlten. Der N. infraorbitalis war intakt. Das Röntgenbild zeigte eine totale Verschattung der rechten Kieferhöhle mit Einschluß von Knochensplittern und Unterbrechungen der Knochenkontinuität am unteren Orbitarand und an der seitlichen Kieferhöhlenwand.
Diagnose? Therapie?

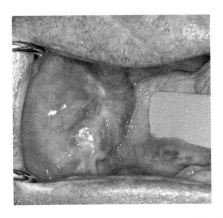
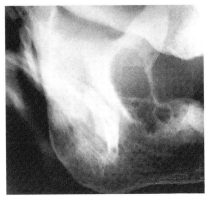

123: Bei dem 65jährigen Mann hatte sich eine langsam wachsende derbe schmerzlose Auftreibung am Vorderrand des aufsteigenden Unterkieferastes entwickelt. Das Röntgenbild zeigte eine polyzystisch-blasige Aufhellung am Vorderrand des aufsteigenden Astes. Regionäre Lymphknoten nicht vergrößert.
Diagnose? Differentialdiagnose? Therapie?

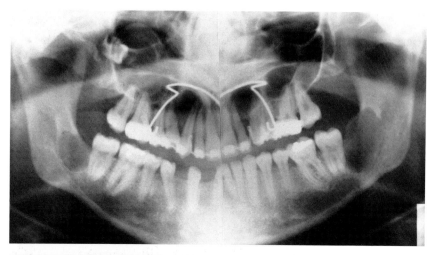

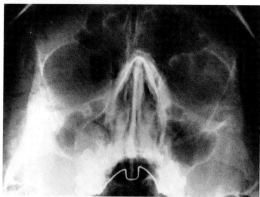

124: Bei dem 18jährigen Mädchen waren im Laufe von 10 Jahren mehrere Keratozysten im Unter- und Oberkiefer entfernt worden. Jetzt fanden sich röntgenologisch auf beiden Unterkieferseiten distal der Zähne 48 und 38 zystische Aufhellungen. Im Bereich der rechten Kieferhöhle war eine rundliche, scharf begrenzte Verschattung vorhanden. Der verlagerte Weisheitszahn 18 war nach oben und dorsal verdrängt; die Krone ragte in die rundliche Verschattung. *Diagnose? Differentialdiagnose? Therapie?*

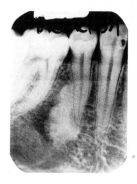

125: Bei einem 25jährigen Mann war bei einer Röntgenuntersuchung eine Knochenverdichtung unterhalb und distal des vitalen Zahnes 45 aufgefallen. *Diagnose? Differentialdiagnose? Therapie?*

126: Bei der 41jährigen Patientin bestand eine Vorbißstellung des Unterkiefers bei zahnlosem Oberkiefer und anteriorem Restgebiß im Unterkiefer. *Diagnose? Therapie?*

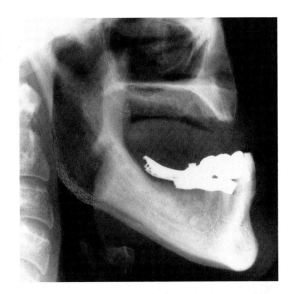

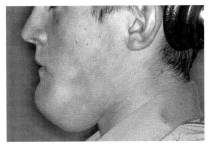

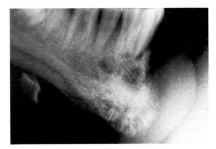

127: Bei dem 13jährigen Jungen hatte sich am Kinn eine derbe schmerzlose Auftreibung entwickelt. Röntgenologisch fand sich eine Gewebsvermehrung mit strahlenartig radiär angeordneten Knochenbälkchen. *Diagnose? Differentialdiagnose? Therapie?*

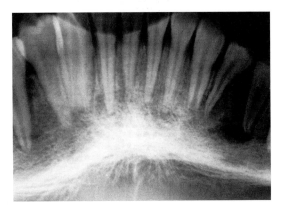

55

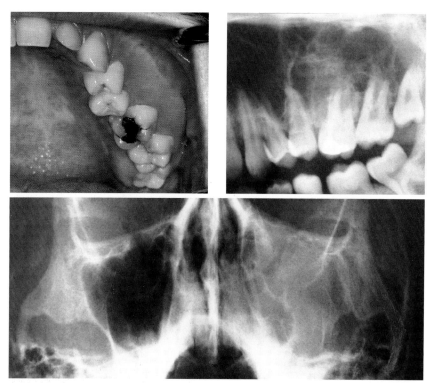

128: Bei dem 29jährigen Mann war eine langsam wachsende Auftreibung im linken Oberkiefer entstanden. Röntgenologisch fand sich eine unscharf gekammerte Verschattung im Molarenbereich und eine verschattete linke Kieferhöhle mit Resorption der lateralen Kieferhöhlenwand.
Diagnose? Differentialdiagnose? Therapie?

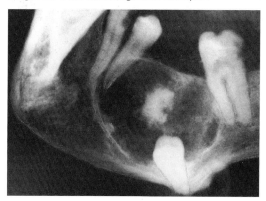

129: Bei einer 22jährigen Frau hatte sich eine Auftreibung im Molarenbereich des linken Unterkiefers zwischen den Zähnen 34 und 37 ausgebildet. Das Röntgenbild zeigte eine scharf begrenzte Aufhellung mit zentraler Hartsubstanzablagerung. Der Zahn 35 war an den Unterkieferrand verdrängt.
Diagnose? Differentialdiagnose? Therapie?

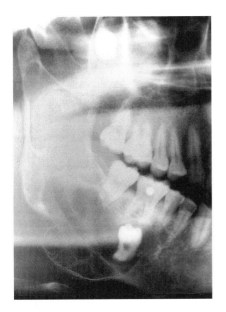
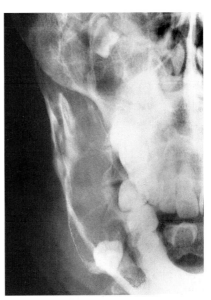
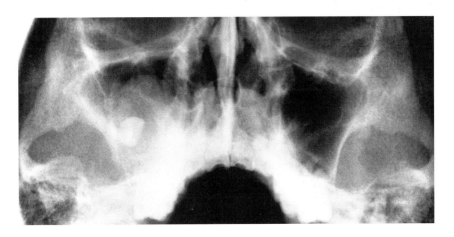

130: Der 25jährige Mann stellte sich mit einer schmerzlosen Auftreibung im rechten Unterkiefer vor. Röntgenologisch fand sich eine von der Incisura semilunaris bis zur Molarenregion reichende gekammerte Aufhellung und Auftreibung. Der retinierte 48 war in die Region 46 verschoben. In der Kieferhöhle war eine rundliche Verschattung mit dem nach oben verlagerten 18 dargestellt.
Diagnose? Differentialdiagnose? Therapie?

Antworten

1: Diagnose: Hypodontie.
Therapie:
- Provisorische prothetische Versorgung.
- Nach Durchbruch der angelegten Zähne endgültige prothetische Versorgung.

2: Diagnose: Zementbildendes Fibrom mit parodontalspaltähnlicher Abgrenzung.
Therapie:
- Ausschälung des Tumors im Bereich des Parodontalspalts unter Erhaltung des N. alveolaris inferior.
- Ausfüllung der Knochenhöhle mit einem Knochenersatzmaterial.
- Perioperative Antibiotikatherapie.

3: Diagnose: Zustand nach Fraktur im mittleren Wurzeldrittel von 21. Posttraumatische Resorption im Bruchspaltbereich mit knöchernem Ersatz.
Therapie:
- Unmittelbar nach dem Unfall hätte bei vitalem Zahn zur Ruhigstellung eine Schienung vorgenommen werden müssen. Danach wäre die Chance für eine bessere Frakturheilung günstiger gewesen.
- Die jetzige Situation ist unbefriedigend. Solange das Kronenfragment noch fest ist, kann der Zahn belassen werden.
- Bei Lockerung des Kronenfragments ist eine Extraktion mit operativer Wurzelentfernung angezeigt.

4: Diagnose: Laterales Granulom des Zahnes 44.
Therapie:
- Versuch der Erhaltung der Zähne 44, 43 durch Wurzelfüllungen.
- Operative Entfernung des lateralen Granuloms mit Auffüllung des Knochendefekts durch ein Knochenersatzmaterial.
- Alternativ: Extraktion 44 und Wurzelfüllung 43.

5: Diagnose: Mandibuläre Prognathie.
Therapie:
- Abdrücke vom Ober- und Unterkiefer und Modellstudium. Können die Modelle freihändig in eine zufriedenstellende Okklusion gebracht werden, so kann eine operative Rückverlagerung des Unterkiefers vorgenommen werden. Gegebenenfalls müssen nach Modellstudium die Zähne eingeschliffen werden.
- Kann eine zufriedenstellende Okklusion der Modelle nicht erzielt werden, so ist in der Regel eine kieferorthopädischen Vorbehandlung notwendig.
- Bei der Operation wird eine sagittale Spaltung in den aufsteigenden Ästen und in den dorsalen Bereichen des Unterkieferkörpers vorgenommen (*Dal-Pont*-Osteotomie).

Danach läßt sich der Unterkiefer zurücksetzen und in die vorher ermittelte Okklusion mit dem Oberkiefer bringen.
- Die Fixation des Unterkiefers wird durch Schienenverbände mit intermaxillären Ligaturen vorgenommen. Die kleinen Fragmente werden durch Drahtnähte am Unterkieferkörper fixiert (Abb. Fall 5a).
- Nach 6 Wochen können die Schienenverbände entfernt werden (Abb. Fall 5 b bis d).
- Alternativ ist eine Fixation durch Zugschrauben in den aufsteigenden Ästen möglich. In diesem Falle kann der Unterkiefer postoperativ sofort bewegt werden.

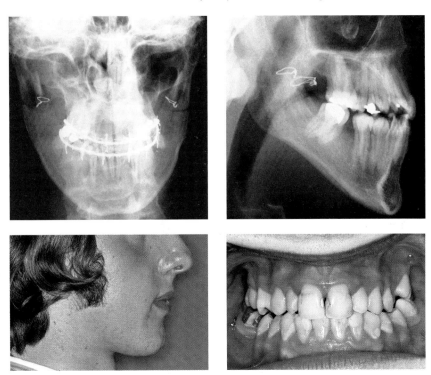

Abb. Fall 5 a (oben li.): Postoperative Schädelaufnahme p.a.: Der Unterkiefer ist in die ermittelte Okklusion eingestellt und durch Schienenverbände mit intermaxillärer Fixation immobilisiert. Drahtnähte in den aufsteigenden Ästen zur Fixation der kleinen Fragmente
b (oben re.): Fernröntgenaufnahme nach Abnahme der Schienenverbände: Der Unterkiefer steht in richtiger Beziehung zum Oberkiefer
c und d (unten): Profil und Okklusion nach der Operation

6: Diagnose: Retinierter Weisheitszahn 38 mit oraler Fistel sowie chronischer perikoronarer und parodontaler Entzündung im zahnlosen, mit einer Prothese versorgten Unterkiefer.
Therapie:
- Operative Entfernung des retinierten Weisheitszahnes.

59

Behandlungsfehler: Der Weisheitszahn hätte spätestens vor Beginn der prothetischen Behandlung entfernt werden müssen.

7: **Diagnose:** Hochgradige Alveolarkammatrophie im Unterkiefer.
Therapie:
- Alveolarkammaufbau mit Knochenersatzmaterial (Abb. Fall 7 a bis c).
- Nach Abheilung Anfertigung neuer Prothesen.
- Alternativ kommt die Einlagerung von Implantaten im Frontzahnbereich, gegebenenfalls mit Mundvorhofplastik und Mundbodensenkung, in Betracht.

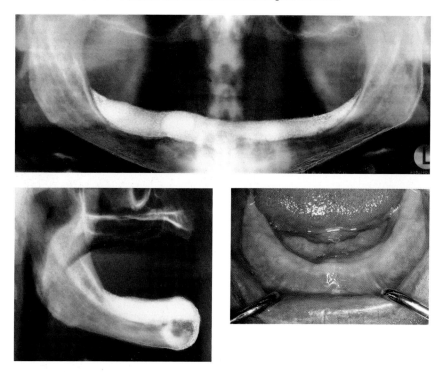

Abb. Fall 7 a bis c: Situation nach Aufbau des atrophischen Alveolarfortsatzes mit Hydroxylapatit-Keramik-Granulat

8: **Diagnose:** Maxilläre Retrognathie und mandibuläre Prognathie bei voroperierter linksseitiger Lippen-Kiefer-Gaumen-Spalte.
Therapie:
- Bimaxilläre Osteotomien durch *Le-Fort*-I-Osteotomie und Vorverlagerung des Oberkiefers in Kombination mit sagittaler Osteotomie und Rückverlagerung des Unterkiefers.
- Fixation des Oberkiefers durch Miniplattenosteosynthese (Abb. Fall 8 a).
- Einlagerung von Rippenknochen im Bereich des Frakturspalts im Oberkiefer.

60

- Fixation des Unterkiefers durch Schienenverbände und Zugschraubenosteosynthesen (Abb. Fall 8 a).
- Entfernung des Osteosynthesematerials nach 6 Monaten (Abb. Fall 8 b und c).

Versäumnisse:
- Durch eine kieferorthopädischen Behandlung hätte die Unterentwicklung des Oberkiefers weitgehend verhindert werden können. Möglicherweise wäre man dann mit einer alleinigen Verlagerung des Unterkiefers ausgekommen.
- Die orthopädische Operation hätte besser im Alter von 18 bis 20 Jahren vorgenommen werden sollen.

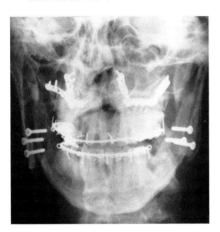
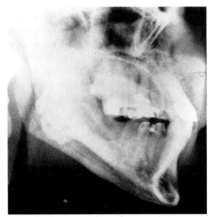

Abb. Fall 8 a (oben li.): Postoperative Schädelaufnahme. Osteosynthese mit Miniplatten im Oberkiefer, Zugschraubenosteosynthesen im Unterkiefer. Schienenverbände mit intermaxillärer Fixation
b (oben re.): Fernröntgenaufnahme nach Entfernung des Osteosynthesematerials
c (re.): Okklusion nach Abschluß der Behandlung

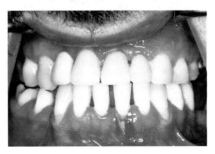

9: Diagnose: Osteoradionekrose mit Spontanfraktur des Unterkiefers nach Bestrahlung eines Lippenkarzinoms vor 5 Jahren.

Therapie:
- Unterkieferresektion mit Entfernung der Zähne 43,42,41,31 (Abb. Fall 9 a).
- Nach Abheilung Ersatz des fehlenden Unterkieferanteils durch ein Beckenkammtransplantat (Abb. Fall 9 b).
- Prothetischer Ersatz der fehlenden Zähne nach vollständiger Einheilung des Transplantats.

61

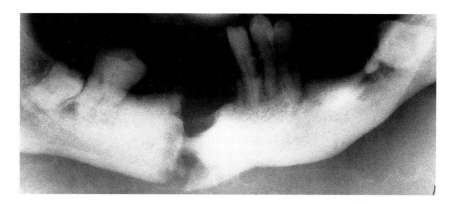

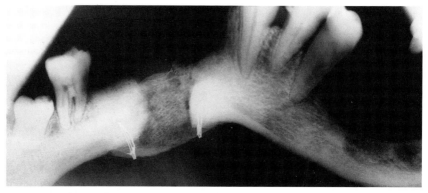

Abb. Fall 9 a (oben): Situation nach Resektion des nekrotischen Unterkiefersegments mit Entfernung der Zähne 43, 42, 41, 31
b (unten): Situation nach Ersatz des fehlenden Unterkiefersegments durch ein Beckenkammtransplantat

10: Diagnose: Nasopalatinale Zyste.
Therapie:
- Bei der Größe der Zyste muß bei einer Zystektomie damit gerechnet werden, daß die mittleren - möglicherweise auch die seitlichen - Schneidezähne devitalisiert werden. Aus diesem Grunde sollte zunächst eine **Zystostomie** vorgenommen werden.
- Obwohl der Oberkieferknochen nicht sehr regenerationsfähig ist, kann damit gerechnet werden, daß sich im Bereich der Wurzelspitzen der Schneidezähne soviel Knochen bildet, daß nach einigen Monaten eine **Zystektomie** ohne Devitalisierung der Zähne vorgenommen werden kann.
- Die Knochenhöhle wird dabei mit einem Knochenersatzmaterial ausgefüllt.

11: Diagnose: Dysostosis cleido-cranialis mit multiplen Zahnretentionen.
Therapie:
- Operative Freilegung der retinierten Zähne im Kronenbereich und Extraktion der Milchzähne.
- Kieferorthopädische Behandlung.

12: Diagnose: Traumatischer Alveolarkammdefekt nach Verlust von 12.
Therapie:
- Auffüllung des Alveolarkammdefekts durch ein Knochenersatzmaterial und Abdeckung mit einem mobilisierten Schleimhautlappen.
- Gegebenenfalls spätere Vestibulumplastik.
- Prothetische Versorgung durch eine Brücke.
- Alternativ: Ersatz des fehlenden Alveolarfortsatzanteils durch Transplantation von autologem Knochen und Abdeckung durch eine resorbierbare Membranbarriere. Nach Einheilung Implantation eines Einzelzahnimplantats und prothetische Versorgung.

13: Diagnose: Linksseitige bindegewebige Ankylose zwischen Schädelbasis und Processus muscularis nach Meningeomoperation.
Therapie:
- Temporäre Resektion des linken Jochbogens.
- Kürzung des Processus muscularis nach temporärer Ablösung der M. temporalis.
- Resektion der Exostose im Bereich der Schädelbasis. Danach wird der Unterkiefer beweglich und läßt sich bis auf eine SKD von 33 mm aufdehnen.
- Fixation des M. temporalis am gekürzten Muskelfortsatz.
- Reposition des Jochbogens und Fixation durch Miniplattenosteosynthese.
- Anfertigen und Einsetzen eines Bißblocks zur Stabilisierung der Mundöffnung, der einige Wochen getragen werden muß, aber zeitweise herausgenommen werden kann.
- In den Pausen Mundschließungs- und -öffnungsübungen.
- Als Endergebnis konnte eine SKD von 31mm erzielt werden (Abb. Fall 13).

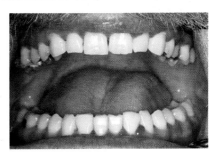

Abb. Fall 13: Postoperatives Endergebnis.
Die Mundöffnung ist bis zu einer Schneidekantendistanz von 31 mm möglich

14: Diagnose: Radikuläre Zyste, ausgehend von 16, mit Verdrängung der Kieferhöhle.
Differentialdiagnose: Tumor.
Therapie:
- Eröffnung der Zyste von einem vestibulären Zugang. Histologische Abklärung durch Schnellschnittuntersuchung.
- Eröffnen eines etwa vorhandenen Rezessus der Kieferhöhle und Verbindung mit der Zyste durch Resektion der Trennwand. Der Rest der Kieferhöhle wird so mit dem Zystenlumen vereinigt.
- Anlegen eines Nasenfensters im unteren Nasengang (antro-nasale Zystostomie nach *Wassmund*).
- Dichter Nahtverschluß der oralen Schleimhaut.

15: Diagnose: In die rechte Kieferhöhle nach Oberkieferfraktur dislozierter Zahn 17.
Therapie:
- Revision der rechten Kieferhöhle mit Entfernung des dislozierten Zahnes.
- Anlegen eines Nasenfensters.

63

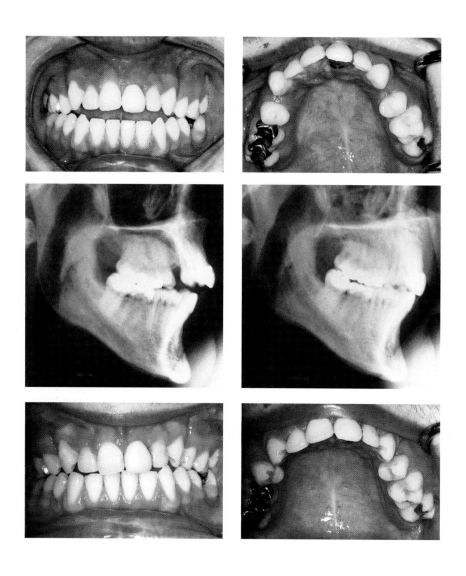

Abb. Fall 18: Kombinierte kieferorthopädisch-chirurgische Behandlung eines offenen Bisses mit Zahnengstand

a und b (oben): Situation nach Extraktion 14 und 24 und kieferorthopädischer Einstellung der Eckzähne

c (Mitte li.): Fernröntgenaufnahme nach kieferorthopädischer Behandlung

d bis f (Mitte re. und unten): Fernröntgenaufnahme, Okklusion und Zahnbogen nach Osteotomie und Einstellung des oberen Frontzahnsegments

64

16: Diagnose: Monostotische fibröse Knochendysplasie (*Jaffé-Lichtenstein*) bzw. Osteofibrosis deformans juvenilis (*Uehlinger*).
Differentialdiagnose: Ossifizierendes Fibrom, Riesenzellgranulom, odontogene Tumoren, andere Knochentumoren.
Die Diagnose muß durch Probeexzision und histologische Untersuchung verifiziert werden.
Therapie:
- Eine kausale Therapie gibt es nicht, weil die Ursache unbekannt ist.
- Chirurgische Abtragung des überschüssigen Knochens (modellierende Osteotomie). Danach muß allerdings mit einem Rezidiv gerechnet werden.
- Alternativ kommt - insbesondere bei der monostotischen Form - eine Unterkieferresektion mit anschließendem Ersatz des Unterkiefers durch ein Beckenkammtransplantat in Frage.

17: Diagnose: Artefakte durch elektrostatische Aufladung mit Funkenentladung.
Vermeidung dieser Artefakte durch Abwischen der Verstärkerfolie mit einem Antistatikum.

18: Diagnose: Offener Biß mit Zahnengstand im anterioren Oberkiefer.
Therapie:
- Extraktion der Zähne 14 und 24.
- Kieferorthopädische Behandlung mit Einstellung der Eckzähne in den Zahnbogen (Abb. Fall 18 a bis c).
- Osteotomie des oberen Frontzahnsegments mit den Zähnen 13, 12, 11, 21, 22, 23 und Einstellung in Okklusion.
- Fixation des Fragments durch Schienenverband.
- Komplikationslose Abheilung mit guter Okklusion (Abb. Fall 18 d bis f).

19: Diagnose: Fraktur des rechten Jochbeins.
Therapie:
- Reposition des Jochbeins mit einem Knochenhaken.
- Weiche Kost zur Vermeidung einer Dislokation.
- Alternativ: Nach Hakenreposition operative Osteosynthese mit einer Miniplatte am seitlichen Orbitarand.

20: Diagnose: Subakute sequestrierende Osteomyelitis nach Extraktion der Zähne 35, 36.
Therapie:
- Inzision mit Eiterabnahme für Antibiogramm.
- Ungezielte, nach Vorliegen des Antibiogramms gezielte Antibiotikatherapie als perioperative Antibiotikaprophylaxe.
- Operative Revision:
- Sequesterentfernung,
- Kortikotomie: Abtragen der Kortikalis und Abdeckung des freigelegten spongiösen Knochens mit gut durchblutetem Muskelgewebe (Abb. Fall 20 a).
- Fortführung der Antibiotikatherapie für 5 bis 7 Tage.
- Nach kompletter Abheilung und Knochenneubildung (Abb. Fall 20 b) prothetischer Ersatz der Zähne 35, 36.

65

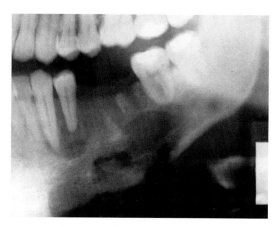

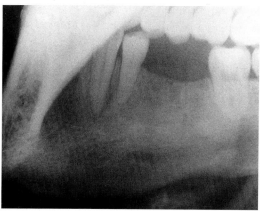

Abb. Fall 20 a (oben): Situation 3 Tage nach Sequesterentfernung und Kortikotomie
b (unten): Situation 10 Monate nach der Operation mit kompletter Knochenneubildung

21: Diagnose: Weit fortgeschrittenes adenoid-zystisches Karzinom (zylindromatöses Adenokarzinom, Zylindrom).
Differentialdiagnose: Andere zentrale Knochentumoren ohne Hartsubstanzbildung.
Therapie:
- Die Prognose ist sehr ungünstig. Adenoid-zystische Karzinome sind weitgehend strahlenresistent. Da Tumorausläufer sich in der Regel innerhalb der Gefäß- und Nervenscheiden ausbreiten und dann weit über das erkennbare Tumorniveau vorgewachsen sind, muß bei größeren Tumoren nach Radikaloperation mit einem Rezidiv gerechnet werden. Allerdings ist das Tumorwachstum viel langsamer als bei anderen Tumoren. Eine Überlebenszeit von 5 Jahren und mehr bedeutet noch keinesfalls, daß eine Hei-

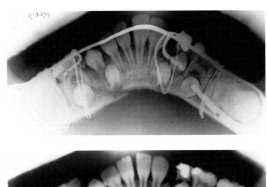

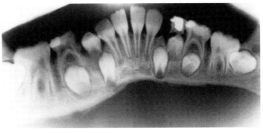

Abb. Fall 22 a (oben): Situation nach Reposition der Unterkieferfragmente durch Einsetzen der vorbereiteten Drahtbogen-Prothesen-Schiene und Fixation mit 4 perimandibulären Drahtumschlingungen als monomaxillärer Schienenverband
b (unten): Situation nach Abnahme des Schienenverbandes und knöcherner Konsolidierung des Frakturspalts

lung eingetreten ist. Die Meinungen sind daher geteilt, ob bei Tumoren dieser Größe eine Therapie noch sinnvoll ist. Wird eine Behandlung erwogen, so kommen folgende Maßnahmen in Frage:

- Halbseitenresektion des Oberkiefers mit Abdeckung der Weichteilwundflächen mit einem Hauttransplantat.
- Ausräumung der regionären Lymphknoten durch neck dissection.
- Eingliederung einer Verbandplatte zur Stützung der Wangenweichteile und des Hauttransplantats.
- Nachbestrahlung mit voller Tumordosis oder perioperative Bestrahlung mit halber Dosis vor und zweiter Hälfte nach der Operation.
- Anfertigung einer Resektionsprothese nach Abschluß der Wundheilung.

22: Diagnose: Unterkieferfraktur im Wechselgebiß bei 84 und 34.
   Therapie:
- Abdrücke vom Ober- und Unterkiefer.
- Durchsägen des Modells im Bereich des Frakturspalts.
- Reposition der beiden Modellfragmente durch Einstellen in die richtige Okklusion mit dem Oberkiefermodell.
- Verbindung der beiden reponierten Modellfragmente.

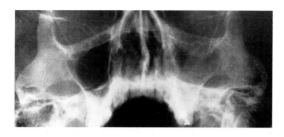

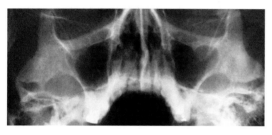

Abb. Fall 24 a (oben): Nasennebenhöhlenaufnahme 2 Wochen nach der Extraktion 27:
Beginnende Aufhellung der linken Kieferhöhle im medialen Bereich
b (unten): Vollständige spontane Ausheilung der Sinusitis. Die linke Kieferhöhle hat wieder die normale Transparenz

- Anfertigung einer Drahtbogen-Prothesen-Schiene im zahntechnischen Labor in reponierter Stellung der Fragmente.
- Reposition und Fixation der frakturierten Unterkieferfragmente durch Einsetzen der vorbereiteten Platte und Fixation mit 4 perimandibulären Drahtumschlingungen als monomaxillärer Verband (Abb. Fall 22 a).
- Nach 4 Wochen können die Drahtumschlingungen und die Platte entfernt werden. In dieser Zeit ist eine knöcherne Konsolidierung erfolgt (Abb. Fall 22 b).

23: Diagnose: Gekammerte Zyste im rechten Unterkiefer.
Differentialdiagnose: Ameloblastom, Keratozyste.
Therapie:
- Operative Eröffnung der Zyste mit Entnahme von Gewebe aus dem Zystenbalg. Histologische Untersuchung: Epithelhaltiger Zystenbalg ohne Verhornungstendenz.
- Zystenfensterung zur Anregung von Knochenbildung.
- Nach Knochenanbau Zystektomie unter Erhaltung des N. mandibularis inferior und Ausfüllung der Knochenhöhle mit einem Knochenersatzmaterial.

24: Diagnose: Sinusitis maxillaris, ausgehend von einer apikalen Parodontitis bei 27.
Therapie:
- Extraktion des Zahnes 27. Dabei wird die Kieferhöhle eröffnet und somit ein Sekretabfluß aus der entzündeten Kieferhöhle geschaffen.
- Nach der Extraktion einmalige Spülung durch die Mund-Antrum-Verbindung.

- Danach wird 3 Wochen abgewartet, ob eine Spontanheilung der Sinusitis erfolgt, was in vielen Fällen geschieht (Abb. Fall 24). Während dieser Zeit ist jede nochmalige **Sondierung kontraindiziert**, weil dadurch eine Spontanheilung verhindert würde.
- Erst nach 3 Wochen wird eine 2. Sondierung vorgenommen. Wenn die Mund-Antrum-Verbindung dann nicht mehr sondiert werden kann, wird eine Kontrollaufnahme der Nasennebenhöhlen angefertigt. Zeigt die vorher verschattete Kieferhöhle jetzt eine normale Transparenz (Abb. Fall 24 b), so kann davon ausgegangen werden, daß die Entzündung der Kieferhöhle abgeheilt ist. Eine weitere Therapie ist danach nicht mehr erforderlich.
- Wenn die Perforation nach 3 Wochen noch sondierbar ist, kann mit einer Spontanheilung nicht mehr gerechnet werden. In einem solchen Fall ist dann eine Kieferhöhlenoperation mit Anlegung eines Fensters im unteren Nasengang und plastischem Verschluß der Mund-Antrum-Verbindung durch einen Zahnfleisch-Wangen-Lappen erforderlich.

25: Diagnose: Osteodystrophia fibrosa generalisata (*Recklinghausen*).
Bei der generalisierten Knochenerkrankung findet ein Knochenabbau statt, wobei die Knochensubstanz durch fibröses Gewebe, Riesenzellgranulome (braune Tumoren) und Knochenzysten ersetzt wird. Ursache ist eine Überfunktion der Epithelkörperchen - in der Regel durch ein Adenom. Dem Knochenabbau liegt ursächlich eine Störung des Calcium- und Phosphorstoffwechsels zugrunde. Im Blut ist der Calciumspiegel erhöht, der Phosphorspiegel erniedrigt.
Differentialdiagnose: Riesenzellgranulom, andere Tumoren.
Die Diagnose muß durch histologische Untersuchung von Gewebsproben und durch Bestimmung des Parathormonspiegels sowie der Calcium- und Phosphorwerte im Blut und durch den Nachweis eines Adenoms der Nebenschilddrüsen gestellt werden.
Therapie:
- Operative Entfernung des meistens vorhandenen Epithelkörperchenadenoms. Danach bilden sich die kleineren Knochenveränderungen spontan zurück.
- Bei größeren Knochenveränderungen ist eine Kürettage erforderlich.

26: Diagnose: Prognathe Laterognathie des Unterkiefers mit offenem Biß auf der rechten Seite.
Therapie:
- Modellstudium zur Überprüfung der Okklusion.
- Einschleifen der Zähne.
- Sagittale Spaltung des Unterkiefers in den aufsteigenden Ästen (*Dal-Pont*-Osteotomie) mit Rückverlagerung und Rechtsverschiebung des Unterkiefers und Schluß des offenen Bisses (Abb. Fall 26).
- Adaptation der gelenknahen Fragmente durch Drahtnähte.
- Fixation des Unterkiefers durch Schienenverband mit intermaxillären Ligaturen.
- Alternative: Zugschraubenosteosynthese.

27: Diagnose: Unterkieferfraktur während der Extraktion des Zahnes 47.
Die Dislokation des distalen Fragments nach kranial ist durch Zug der Kaumuskeln entstanden.
Therapie:
- Einstellung der Okklusion durch Schienenverband und intermaxilläre Fixation.
- Funktionsstabile Plattenosteosynthese.
- Der Schienenverband kann am Ende der Operation entfernt werden.
- Metallentfernung nach 3 Monaten.

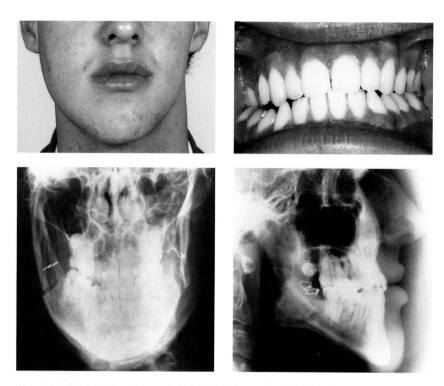

Abb. Fall 26 a bis d: Situation nach *Dal-Pont*-Osteotomie mit Rückverlagerung und Rechts-verschiebung des Unterkiefers und Schluß des offenen Bisses

28: Diagnose: Fixierte Kiefergelenkluxation.
  Therapie:
- Der Versuch einer manuellen Reposition in Narkose blieb ohne Erfolg, weil eine Gleitbewegung der Gelenkköpfe infolge der narbigen Fixation vor den Gelenkhöckern nach 3 Monaten nicht mehr möglich war. Es ließen sich nur Drehbewegungen der Gelenkköpfe zur weiteren Mundöffnung ausführen.
- Die Gelenkköpfe wurden mit Hilfe eines einzinkigen Repositionshakens, der unterhalb des Jochbogens eingestochen und oberhalb der Incisura semilunaris um den Gelenk-fortsatz geführt wurde, mobilisiert. Danach war es dann möglich, die Gelenkköpfe über das Tuberculum articulare hinweg in die Gelenkgruben zu verschieben und den Unterkiefer somit zu reponieren.
- Nach der Reposition wurden die Prothesen der Patientin eingesetzt und in Okklusion gebracht. Die Fixation des Unterkiefers erfolgte durch 4 perimandibuläre Draht-umschlingungen und Drahtaufhängungen an den Jochbögen und am knöchernen Rand der Apertura piriformis (Abb. Fall 28 a).

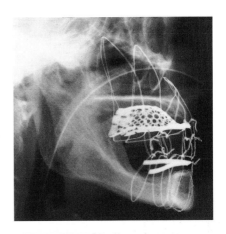

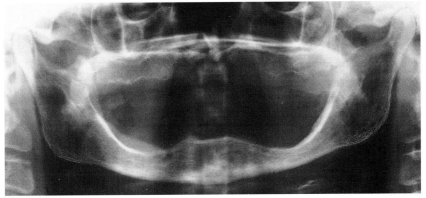

Abb. Fall 28 a (oben): Situation nach Reposition der Kiefergelenke. Die untere Prothese ist mit 4 perimandibulären Drahtumschlingungen am Unterkiefer fixiert. An den Jochbögen und am knöchernen Rand der Apertura piriformis sind 4 Aufhängedrähte fixiert, mit denen nach Einsetzen der oberen Prothese und Einstellung der Okklusion durch Zusammendrehen der oberen und unteren Drähte eine intermaxilläre Fixation vorgenommen wird

b (unten): Situation nach kompletter Abheilung

- Die Aufhängedrähte wurden nach 3 Wochen entfernt. Danach standen die Gelenkköpfe in der Ruhelage des Unterkiefers regelrecht in den Gelenkpfannen (Abb. Fall 28 b).
- In den folgenden 3 Wochen sollten weite Mundöffnungsbewegungen noch nicht ausgeführt werden. Nach Ablauf dieser Zeit war eine normale Gelenkfunktion wieder möglich.

71

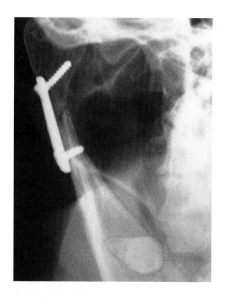

Abb. Fall 30: Situation nach operativer Reposition des dislozierten Gelenkfortsatzes
und Miniplattenosteosynthese

29: Diagnose: Osteomyelitis nach Zahnextraktion.
Differentialdiagnose: Tumor.
Therapie:
- Abstrich von Eiter für eine bakteriologische Untersuchung und Resistenzbestimmung.
- Beginn mit ungezielter Breitspektrum-Antibiotikabehandlung.
- Nach Vorliegen des Antibiogramms gezielte Antibiotikabehandlung.
- Nach Übergang der akuten Entzündung in ein chronisches Stadium operative Revisi-
  on mit Kortikotomie und Exkochleation des Granulationsgewebes unter Fortführung
  der gezielten Antibiotikatherapie bis zur Abheilung.

30: Diagnose: Dislozierte Basisfraktur des rechten Kiefergelenkfortsatzes.
Therapie:
- Operative Reposition und Miniplattenosteosynthese (Abb. Fall 30).
- Metallentfernung frühestens nach 3 Monaten.

31: Diagnose: Follikuläre Zyste, ausgehend von 38.
Differentialdiagnose: Keratozyste oder Tumor.
Therapie:
- Extraktion der Zähne 36, 37.
- Zystostomie mit Entfernung des verlagerten Weisheitszahnes 38.
- Gute Knochenregeneration nach 2 Jahren (Abb. Fall 31).

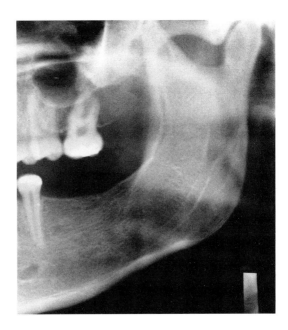

Abb. Fall 31: Gute Knochenregeneration 2 Jahre nach
Zystostomie mit Extraktion der
Zähne 36 und 37 sowie Entfernung des verlagerten 38

32: Diagnose: Mandibuläre Prognathie, Gebißverfall durch Karies bei Zahnarztphobie.
Therapie:
- Der Patient war bereit, sich in Narkose behandeln zu lassen.
- Zahnsanierung in Narkose durch Extraktion der tief zerstörten und konservierende Behandlung der noch erhaltungswürdigen Zähne. Im Oberkiefer konnten zwei, im Unterkiefer vier Zähne erhalten werden.
- Nach Abheilung Abdrücke vom Ober- und Unterkiefer.
- Einartikulieren der Modelle mit Rückverlagerung des Unterkiefermodells im Artikulator.
- Anfertigung von Prothesen in der ermittelten Okklusionssituation.
- 8 Wochen nach der Zahnsanierung operative Rückverlagerung des Unterkiefers nach *Dal-Pont*-Osteotomie.
- Einsetzen der vorbereiteten Prothesen und Fixation der Unterkieferprothese durch 4 perimandibuläre Drahtumschlingungen.
- Intermaxilläre Fixation durch Aufhängedrähte an den Jochbögen und am knöchernen Rand der Apertura piriformis.
- Entfernung der Drahtumschlingungen nach 6 Wochen (Abb. Fall 32 a bis c).
- Alternative Fixation: Zugschraubenosteosynthesen in den aufsteigenden Ästen. Entfernung der Schrauben nach 3 Monaten.

33: Diagnose: Fraktur des linken Jochbeins.
Therapie:
- Hakenreposition des Jochbeins.
- Röntgenkontrolle (Abb. Fall 33).
- Weiche Kost zur Vermeidung einer erneuten Dislokation.
- Gelingt die Reposition nicht optimal, so ist eine Miniplattenosteosynthese am lateralen Orbitarand erforderlich. Metallentfernung nach 3 Monaten.

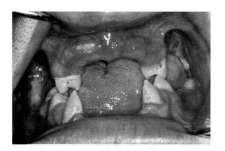
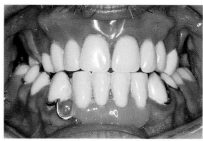

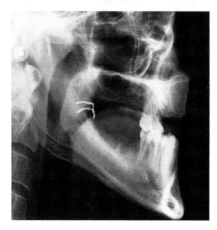

Abb. Fall 32 a und b (oben): Situation nach Zahnsanierung und Rückverlagerung des Unterkiefers ohne und mit Prothesen
c (li.): Fernröntgenaufnahme nach der Rückverlagerung des Unterkiefers ohne Prothesen

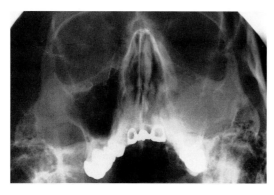

Abb. Fall 33: Situation nach Hakenreposition des Jochbeins. Das Jochbein steht in richtiger Position. Die Kieferhöhle ist durch Sekret und Blut noch verschattet; in einigen Wochen wird sie wieder eine normale Transparenz aufweisen. Mit einer Dislokation muß nach dieser Reposition bei weicher Kost nicht gerechnet werden

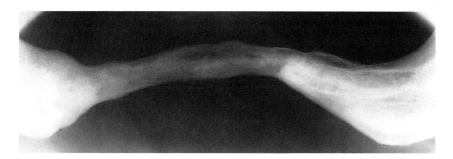

Abb. Fall 35: Situation 2 Jahre nach Unterkieferresektion und Ersatz des Unterkiefersegments durch ein Rippentransplantat , das optimal eingeheilt ist

34: Diagnose: Laterale parodontale Zyste, entstanden vermutlich aus *Malassez*schem Epithel.
Therapie:
* Vorsichtige Osteotomie und Zystektomie ohne Beschädigung der Zahnwurzeln.
* Auffüllung der Knochenhöhle mit einem Knochenersatzmaterial.

35: Diagnose: Solitäres eosinophiles Granulom im anterioren Unterkiefer.
Differentialdiagnose: Zyste, Tumor.
Therapie:
* Zur Diagnosestellung ist eine Probeentnahme von Gewebe mit anschließender histologischer Untersuchung erforderlich.
* In der Regel kann ein eosinophiles Granulom durch Kürettage entfernt werden. Im vorliegenden Fall würde es jedoch nach einer Kürettage zu einem Zusammenbruch des extrem geschwächten Unterkiefers kommen. Aus diesem Grunde muß im vorliegenden Fall eine Segmentresektion vorgenommen werden.
* Zur Vermeidung einer Tracheotomie, die nach Resektion des Kinnsegments zur Offenhaltung des Atemweges notwendig ist, wird zusätzlich das fehlende Unterkiefersegment durch ein Rippentransplantat ersetzt (Abb. Fall 35).
* Vor Eingliederung eines prothetischen Ersatzes ist noch ein Alveolarkammaufbau mit einem Knochenersatzmaterial erforderlich. Als Alternative kommen auch Implantate in Frage.

36: Diagnose: Kieferwinkelfraktur mit retiniertem 38 im Bruchspalt ohne Dislokation.
Therapie:
* Operative Entfernung des im Bruchspalt stehenden Weisheitszahnes.
* Miniplattenosteosynthese im Alveolarfortsatzbereich (Abb. Fall 36 a und b). Die Platte kann hier auf der Zugseite des Frakturspalts angebracht werden, was biomechanisch günstiger ist als auf der normalerweise benutzten Druckseite. Man kommt daher mit einer monokortikal fixierten Miniplatte aus.
* Plattenentfernung nach 3 Monaten.

75

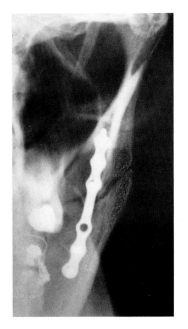

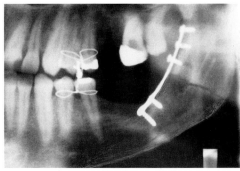

Abb. Fall 36 a und b: Situation nach operativer Entfernung des retinierten Weisheitszahnes und Miniplattenosteosynthese

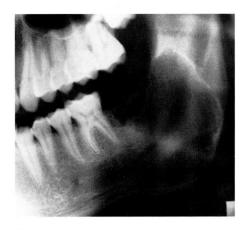

Abb. Fall 37: Situation 6 Monate nach der Kürettage: Weiterwachstum des Tumors. Die Aufhellung reicht jetzt von der distalen Wurzel 36 bis weit in den aufsteigenden Ast mit Auftreibung im Bereich des Kieferwinkels

37: Diagnose: Riesenzelltumor (Osteoklastom).
Differentialdiagnose: Zyste, Riesenzellgranulom, andere Tumoren.
Therapie:
- Abklärung der Diagnose durch Gewebsentnahme. Die histologische Untersuchung ergab ein Riesenzellgranulom.
- Extraktion der Zähne 37, 38 und sorgfältige Kürettage des Tumorgewebes.
- Nach komplikationsloser Abheilung wurde der Patient in der Tumorsprechstunde überwacht. Sechs Monate nach der Operation fand sich auf dem Röntgenbild eine Vergrößerung der Aufhellung mit Auftreibung des Kieferwinkels (Abb. Fall 37).
- Daraufhin erfolgte eine Resektion des befallenen Unterkieferabschnitts.
- 6 Monate später wurde der fehlende Unterkieferanteil durch ein Beckenkammtransplantat ersetzt.

38: Diagnose: Aneurysmatische Knochenzyste. Retention 48 mit chronischer perikoronarer Entzündung. Retention 18, 28, 38.
Die aneurysmatische Knochenzyste enthält kavernöse, mit Blut gefüllte Hohlräume, Riesenzellen und Osteoid. Die Genese ist unklar. Es könnte sich um eine Sonderform des Riesenzellgranuloms, eine hämangiomatöse Umwandlung eines ossifizierenden Fibroms oder ein resorptives Granulom handeln.
Differentialdiagnose: Tumor, Riesenzellgranulom, Zyste.
Therapie:
- Kürettage und Auffüllung der Knochenhöhle durch ein Knochenersatzmaterial.
- Operative Entfernung der 4 Weisheitszähne.

39: Diagnose: Umschriebene Osteomyelitis nach Extraktion 36.
Therapie:
- Abstrich aus der eiternden Alveole für bakteriologische Untersuchung.
- Nach Vorliegen des Antibiogramms gezielte perioperative Antibiotikatherapie.
- Kürettage des entzündlich veränderten Gewebes und der Knochensequester.
- Tamponade der Knochenhöhle.
- Nach Abheilung ist gegebenenfalls ein Alveolarkammaufbau mit einem Knochenersatzmaterial erforderlich.

40: Diagnose: Knöcherne Ankylose des rechten Kiefergelenks nach Trauma.
Therapie:
- Ankyloseoperation mit Resektion der zwischen Schädelbasis und Gelenkfortsatz vorhandenen Knochenbrücke.
- Einlagerung eines Silikonimplantats und Fixation mit einer Miniplatte (Abb. Fall 40 a). Danach war eine Mundöffnung wieder möglich (Abb. Fall 40 b).
- Innerhalb von 3 Monaten bildet sich an der Schädelbasis eine Bindegewebsmembran. Das Silikonimplantat kann dann entfernt und durch ein Rippentransplantat mit knorpligem Ende ersetzt werden.

41: Diagnose: Fraktur des linken Kiefergelenkfortsatzes.
Therapie:
- Konservative Behandlung mit einem Aktivator, der in Normalbißstellung eingestellt ist und während der ersten 6 Wochen nur zu den Mahlzeiten herausgenommen werden soll.
- Danach soll der Aktivator noch 6 Monate lang nachts getragen werden. Während dieser Zeit kann mit einer Aufrichtung des Gelenkfortsatzes gerechnet werden (Abb. Fall 41).

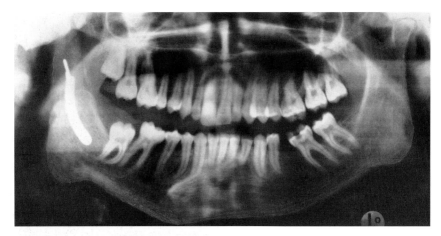

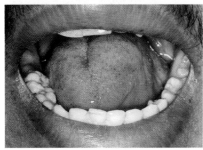

Abb. Fall 40 a (oben): Panoramaschichtaufnahme nach Ankyloseoperation mit Resektion der Knochenbrücke und Einlagerung eines Silikonimplantats, das mit einer
Miniplatte am aufsteigenden Ast fixiert ist
b (li.): Mundöffnungsmöglichkeit nach der
Operation

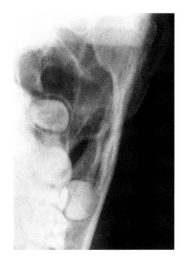

Abb. Fall 41: Röntgenbild 3 Jahre nach der Gelenk-
fortsatzfraktur: Vollständige Aufrichtung und Konsolidierung des Gelenkfortsatzes

78

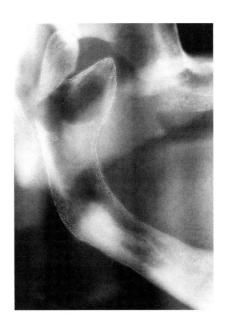

Abb. Fall 43: Röntgenbild 2 ½ Monate nach
der Zystenfensterung: Fraktur des Gelenkkopfes

42: Diagnose: Sinusitis maxillaris, ausgelöst durch eine bei der Extraktion frakturierte und in die Kieferhöhle luxierte Zahnwurzel.
Therapie:
- Kieferhöhlenoperation mit Entfernung der Wurzel und der polypös veränderten Schleimhautüberschüsse unter Belassung der wandständigen Schleimhautauskleidung.
- Anlegen eines Nasenfensters im unteren Nasengang.
- Deckung der Mund-Antrum-Verbindung mit einem Zahnfleisch-Wangen-Lappen.

43: Diagnose: Keratozyste des rechten aufsteigenden Unterkieferastes mit extremem Knochenabbau.
Differentialdiagnose: Ameloblastom, Riesenzellgranulom, andere Tumoren.
Therapie:
- Fensterung und Entnahme von Gewebe aus dem Zystenbalg für die histologische Untersuchung, die eine Keratozyste ergab.
- Nach der Zystenfensterung sollte die Knochenneubildung abgewartet und nach knöcherner Stabilisierung eine Zystostomie vorgenommen werden.
- Kurze Zeit nach diesem Eingriff kam es zu einer Fraktur des Gelenkfortsatzes (Abb. Fall 43).
- Daraufhin mußte eine Resektion des aufsteigenden Astes vorgenommen werden.
- In einer weiteren Operation wurde der fehlende Unterkieferanteil durch ein Beckenkammtransplantat ersetzt.

44: Diagnosen:
- Mandibuläre Prognathie mit geringgradiger maxillärer Retrognathie.
- Zahnloser Oberkiefer mit hochgradiger Alveolarkammatrophie, Schlotterkamm und Abflachung des Vestibulums.

Ätiologie: Es ist nicht abzuklären, warum die Zähne im Oberkiefer entfernt wurden. Vermutlich spielt die Okklusionsstörung durch die Prognathie des Unterkiefers für den vorzeitigen Verlust eine Rolle. Bei der nach der Zahnextraktion entstandenen Situation - zahnloser Oberkiefer und voll bezahnter Unterkiefer mit Prognathie - konnte eine funktionsgerechte Oberkieferprothese nicht angefertigt werden, weil sich eine normale Okklusion nicht herstellen ließ. Die infolge der Vorlage des Unterkiefers ungünstige Belastung der Oberkieferprothese hat wohl in relativ kurzer Zeit zu einem verstärkten Knochenabbau im oberen Alveolarfortsatz mit Ausbildung eines Schlotterkamms und damit zu einer erheblichen Verschlechterung des Prothesenlagers geführt.

Therapie:
- Eine funktionsgerechte Oberkieferprothese kann nur eingegliedert werden, wenn die mandibuläre Prognathie beseitigt wird. Dies ist durch eine *Dal-Pont*-Osteotomie in den aufsteigenden Unterkieferästen mit Rückverlagerung des Unterkiefers in die durch Kephalometrie und Modellanalyse ermittelte Position möglich.
- Bei dem zahnlosen Oberkiefer wird zur richtigen Einstellung der Okklusion eine funktionsgerechte Oberkieferprothese benötigt, deren Eingliederung allerdings eine chirurgische Umgestaltung des Prothesenlagers erforderlich macht.
- Im vorliegenden Fall wurde in folgenden Etappen vorgegangen:
  - Alveolarkammaufbau im Oberkiefer mit Hydroxylapatit-Keramik-Granulat.
  - Nach 3 Monaten Vestibulumplastik im Oberkiefer.
  - Anfertigung einer Oberkieferprothese nach Modelloperation. Die Prothese wurde so gestaltet, daß sie nach der Rückverlagerung des Unterkiefers eine normale Okklusionseinstellung ermöglicht.
  - Rückverlagerung des Unterkiefers nach *Dal-Pont*-Osteotomie.
    Fixation der Oberkieferprothese durch Jochbogenaufhängung.
    Einstellung des Unterkiefers in Okklusion mit der Oberkieferprothese und intermaxilläre Fixation.
    Zugschraubenosteosynthese im Bereich der aufsteigenden Äste.
- Entfernung der Zugschrauben nach 3 Monaten.
- Durch diese Maßnahmen konnte die mandibuläre Prognathie beseitigt und eine normale Okklusion erzielt werden. Der augmentierte Alveolarfortsatz und das erweiterte Vestibulum boten der Oberkieferprothese ein optimales Lager (Abb. Fall 44 a bis e).

Versäumnisse:
Die Patientin - und ihre Eltern - hätten während des Wachstumsalters darüber aufgeklärt werden müssen, daß eine behandlungsbedürftige mandibuläre Prognathie vorlag, und es hätte eine Überweisung an einen Kieferorthopäden oder Mund-Kiefer-Gesichts-Chirurgen erfolgen müssen.
Eine Operation der Dysgnathie wäre nach Abschluß des Wachstumsalters erforderlich gewesen mit postoperativer - gegebenenfalls auch schon präoperativer - kieferorthopädischer Behandlung. Dadurch hätte der frühe Verlust der Oberkieferzähne mit großer Wahrscheinlichkeit vermieden werden können.
Hier hat es eindeutig an zahnärztlicher Aufklärung und rechtzeitiger Überweisung gefehlt. Man sollte mit einer Dysgnathieoperation nicht abwarten, bis der Kiefer zahnlos ist und eine prothetische Behandlung auf Schwierigkeiten stößt.

45: Diagnose: Residualzyste im linken Oberkiefer.
Differentialdiagnose: Tumor.
Therapie:
- Operative Entfernung und histologische Untersuchung.

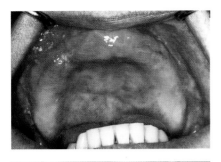
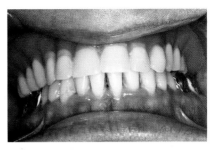
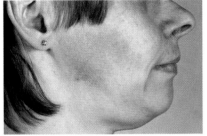
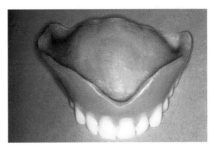

Abb. Fall 44: Ergebnis nach Abschluß der Behandlung
a (oben li.): Alveolarfortsatz und Vestibulum
b (oben re.): Okklusion mit der Oberkieferprothese
c (Mitte li.): Das Profil der Patientin
d (Mitte re.): Die Oberkieferprothese
e (re.): Das Fernröntgenbild zeigt den augmentierten Alveolarfortsatz des Oberkiefers

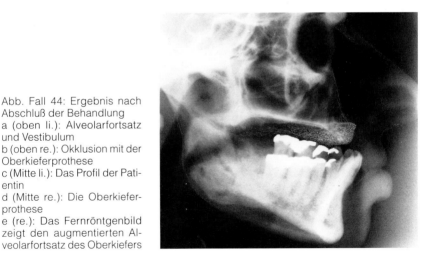

- Bei nicht eröffneter Kieferhöhle Zystektomie und Auffüllung der Knochenhöhle mit einem Knochenersatzmaterial. Nahtverschluß.
- Ist die Kieferhöhle eröffnet, so muß ein Fenster im unteren Nasengang angelegt werden. Ferner ist eine plastische Deckung der Perforation mit einem Zahnfleisch-Wangen-Lappen erforderlich.

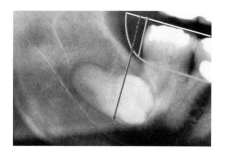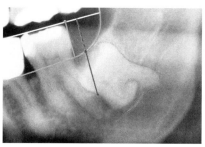

Abb. Fall 46: Ermittlung des Schwierigkeitsgrades mit Hilfslinien nach *Winter.* Weiß = Okklusionsebene, gelb = Knochenkonturlinie, rot = Tiefenlinie, grün = Tangente am 2. Molaren zur Abstandsmessung zum aufsteigenden Ast
a (li.): Weisheitszahn 48
b (re.): Weisheitszahn 38

46: Diagnose: Vollständige Retention der unteren Weisheitszähne in der Umgebung der Mandibularkanäle.
Schwierigkeitsgrad für die Operation:
48:
- Linea obliqua verläuft steil. Wenig Raum distal von 47, Abstand zum aufsteigenden Ast 8 mm.
- Tiefenlinie 26 mm.
- Parodontalspalt und perikoronarer Raum schmal, beginnende Ankylosierung.
- Der waagerecht liegende Zahn hat Kontakt mit dem Mandibularkanal und mit den Wurzeln des Zahnes 47.
- Hoher Schwierigkeitsgrad.

38:
- Linea obliqua verläuft steil. Wenig Raum distal von 37, Abstand zum aufsteigenden Ast 9 mm.
- Tiefenlinie 19 mm.
- Parodontalspalt und perikoronarer Raum schmal, beginnende Ankylosierung.
- Der achsengerecht stehende Zahn hat eine in Höhe des Mandibularkanals rechtwinklig abgebogene mesiale Wurzel, die Wurzelspitze der distalen Wurzel liegt unterhalb des Mandibularkanals.
- Hoher Schwierigkeitsgrad.

Therapie:
- Operative Entfernung mit ausgiebiger Knochenresektion und Freilegung des N. alveolaris inferior auf beiden Seiten.
- Durchtrennung des Zahnes 48 zwischen Krone und Wurzel und getrennte Entfernung zur Vermeidung einer Beschädigung der Zahnwurzel 47.
- Durchtrennung des Zahnes 38 in der Längsrichtung zwischen den Wurzeln und getrennte Entfernung zur Vermeidung einer Beschädigung des Mandibularkanals.
- Ausfüllung der Knochenhöhlen durch Gelatineschwamm.
- Nahtverschluß über den Alveolen mit Streifeneinlage im Vestibulum.
- Entfernung der Streifen nach 3 Tagen, bei stärkerer Sekretion Streifenwechsel und weitere Streifendrainage.

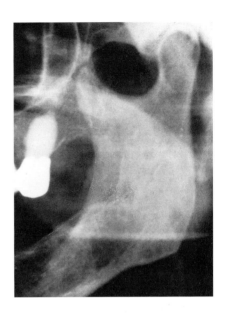

Abb. Fall 47: Komplette Knochenregeneration 2 Jahre nach der Kürettage

47: Diagnose: Neurilemmom (Neurinom, Schwannom) des N. alveolaris inferior. Das
Neurilemmom ist eine Geschwulst der *Schwann*schen Zellen.
Differentialdiagnose: Andere Tumoren.
Therapie:
- Die Diagnose kann durch Schnellschnittuntersuchung während der Operation gestellt
  werden.
- Kürettage des Tumors mit Entfernung des N. alveolaris inferior.
- Gegebenenfalls Nervrekonstruktion durch ein Nerventransplantat.
- Ausfüllung der Knochenhöhle mit einem Knochenersatzmaterial.
- Mit einem Rezidiv ist nicht zu rechnen (Abb. Fall 47).

48: Diagnose: Periradikulärer Typ einer follikulären Zyste.
Dieser Zystentyp, der sich an der Wurzel des retinierten Zahnes ausbildet, ist außeror-
dentlich selten.
Differentialdiagnose: Eine radikuläre Zyste scheidet aus, weil die Vitalität des Weis-
heitszahnes erhalten ist.
Therapie:
- Operative Entfernung des Weisheitszahnes 48.
- Kürettage der Zyste unter Erhaltung des N. alveolaris inferior.

49: Diagnose: Extreme Hyperplasie des rechten Gelenkkopfes mit prognather Late-
rognathie des Unterkiefers.
Die Ursache der Gelenkkopfhyperplasie ist nicht bekannt. Durch allmähliche Vergrö-
ßerung des Gelenkkopfes wurde der Unterkiefer nach vorn und links verschoben,
wobei es zu einer Okklusionsstörung gekommen ist.
Therapie:
- Abdrücke vom Ober- und Unterkiefer für Modelloperation. Eine weitgehend normale
  Okklusion ließ sich durch Einschleifen der Zähne einstellen.

- Resektion des hyperplastischen rechten Gelenkkopfes.
- Einstellen des Unterkiefers in die durch Modelloperation ermittelte Okklusion.
- Fixation des Unterkiefers durch Schienenverband und intermaxilläre Drahtligaturen.
- Ersatz der Drahtligaturen durch Gummizüge nach 3 Wochen.
- Entfernung der Schienenverbände nach 6 Wochen. Danach weitgehend normale Kiefergelenkfunktion und Okklusion (Abb. Fall 49 a und b).

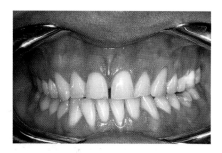 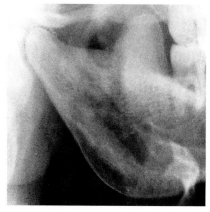

Abb. Fall 49 a (li.): Okklusion nach Resektion des hyperplastischen Gelenkkopfes und sechswöchiger intermaxillärer Fixation
b (re.): Röntgenbild nach Resektion des hyperplastischen Gelenkkopfes und Formung eines gelenkkopfähnlichen Endes des Gelenkfortsatzes

50: Diagnose: Statische (latente) Knochenhöhle des Unterkiefers.
Es handelt sich um eine vor dem Kieferwinkel gelegene linguale Eindellung des Unterkieferknochens, die auf dem Röntgenbild als scharf begrenzte zystische Aufhellung imponiert.
Vermutlich liegt eine Druckatrophie des Knochens vor. Als auslösende Ursache könnte hier ein auf den Unterkiefer drückender Anteil der Submandibulardrüse in Frage kommen. Es ist aber auch denkbar, daß funktionell bedingte Umbauvorgänge im Knochen zu der Eindellung geführt haben und es sekundär zur Einlagerung von Weichteilen gekommen ist.
Differentialdiagnose: Der röntgenologische Befund ist ziemlich eindeutig, so daß die Diagnosen „Zyste" oder „Tumor" sehr unwahrscheinlich sind.
Therapie:
- Da die Diagnose mit großer Wahrscheinlichkeit anhand des Röntgenbildes gestellt werden kann, ist eine Gewebsentnahme zur histologischen Untersuchung entbehrlich.
- Beobachtung und Wiederholung der Röntgenuntersuchung nach 3 Monaten und nach einem Jahr. Hat sich in dieser Zeit nichts verändert, so kann an der Diagnose nicht gezweifelt werden. Eine operative Revision ist nicht erforderlich.

51: Diagnose: Morbus *Paget* im Bereich des Hirnschädels.
Der Morbus *Paget* ist eine chronisch verlaufende generalisierte oder monostotische Knochenerkrankung unbekannter Ursache, die mit einem substanzvermehrenden

Umbau der betroffenen Skeletteile einhergeht und vorwiegend bei Männern im 6. und 7. Lebensjahrzehnt auftritt.

Differentialdiagnose: Osteofibrosis deformans juvenilis, Marmorknochenkrankheit, produktive Osteomyelitis, knochenbildende Tumoren.

Die Diagnose muß durch histologische Untersuchung von entnommenem Knochengewebe gestellt werden.

Therapie:
- Eine kausale Therapie gibt es nicht.
- Störende Gesichtsdeformierungen können durch modellierende Osteotomie kosmetisch verbessert werden.

52: Diagnose: Progenie nach kieferorthopädischer Behandlung einer mandibulären Prognathie.

Therapie:
- Operative Reduktion der Kinnprominenz (Abb. Fall 52 a und b).

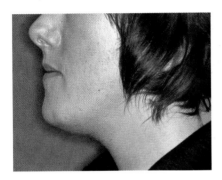 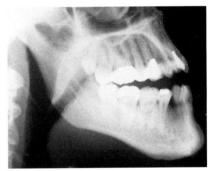

Abb. Fall 52 a und b: Situation nach operativer Kinnreduktion

53: Diagnose: Dislozierte Unterkieferfraktur bei 37 mit Absprengung der mesialen Wurzel.

Therapie:
- Perioperative Antibiotikaprophylaxe.

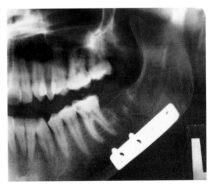

Abb. Fall 53: Situation nach operativer Entfernung des Zahnes 37 und der frakturierten Wurzel aus dem Bruchspalt, Reposition der Fragmente und Plattenosteosynthese. Die während der Operation zur Einstellung der Okklusion angelegten intermaxillären Ligaturen wurden am Ende der Operation entfernt. Der Unterkiefer kann postoperativ sofort bewegt werden

- Operative Entfernung des im Bruchspalt stehenden Zahnes 37 und der frakturierten mesialen Wurzel.
- Fixation des großen Fragments durch intermaxilläre Drahtligaturen.
- Reposition des kleinen Fragments und Plattenosteosynthese.
- Entfernung der intermaxillären Fixation am Ende der Operation (Abb. Fall 53).
- Postoperative Antibiotikatherapie über 5 Tage.

54: Diagnose: Zahnstellungsanomalien im Oberkiefer mit Austausch der Eckzähne mit den ersten Prämolaren.
Therapie:
- Kieferorthopädische Behandlung zur Harmonisierung der Zahnreihe.
- Nach Abschluß des Wachstums prothetischer Ausgleich der vertauschten Zähne.

55: Diagnose: Riesenzellgranulom.
Differentialdiagnose: Andere Tumoren.
Therapie:
- Während der Operation Gewebsentnahme und Schnellschnittuntersuchung zur Verifizierung der Diagnose.
- Operative Entfernung des Zahnkeims 48.
- Kürettage des Tumorgewebes.
- Ausfüllung der Knochenhöhle durch ein Knochenersatzmaterial.
- Kontrolluntersuchungen in der Tumorsprechstunde.
- 3 Jahre nach der Operation bei normaler Knochenstruktur kein Anhalt für ein Rezidiv (Abb. Fall 55).

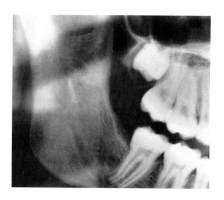

Abb. Fall 55: Situation 3 Jahre nach der Exkochleation des Tumors und der Entfernung der Anlage von 48 komplette Abheilung mit Normalisierung der Knochenstruktur

56: Diagnose: Chronische Sinusitis der rechten Kieferhöhle nach Einbringung von Wurzelfüllmaterial in beiden Fällen.
Therapie:
- Revision der rechten Kieferhöhle über einen Zugang von der Fossa canina.
- Entfernung des überschüssigen Wurzelfüllmaterials und der polypösen Schleimhaut unter Belassung der Wandauskleidung.
- Anlegen eines Nasenfensters im unteren Nasengang.
- Lockere Tamponade der Kieferhöhle über das Nasenfenster.
- Intraoraler Nahtverschluß.
- Entfernung der Tamponade nach 5 Tagen.

57: Diagnose: Doppelseitige knöcherne Ankylose der Kiefergelenke nach Gelenktrauma im Kleinkindesalter mit hochgradiger Retrognathie des Unterkiefers (Vogelgesicht). Ursache ist offensichtlich eine unbehandelte doppelseitige Gelenkfraktur im Kleinkindesalter, die zu einer knöchernen Ankylose auf beiden Seiten geführt und eine normale Entwicklung des Unterkiefers verhindert hat.

Therapie:

- **Ankyloseoperation** mit Durchtrennung der Knochenbrücke auf beiden Seiten.
- Mobilisation und Vorverlagerung des Unterkiefers nach Ablösung der Muskulatur.
- Einstellung in Okklusion mit dem Oberkiefer und Immobilisation durch Schienenverbände und intermaxilläre Fixation.
- Abstützung der aufsteigenden Äste an der Schädelbasis durch retromandibuläre Einlagerung von Silikonimplantaten, die durch Miniplatten am Unterkieferknochen fixiert werden.
- Entfernung der intermaxillären Fixation und der Schienenverbände nach 3 Wochen.
- Ersatz der Silikonimplantate durch **Beckenkammtransplantate** nach 3 Monaten. In dieser Zeit hat sich an der Schädelbasis eine Bindegewebsmembran gebildet, so daß eine Ankylosierung der Beckenkammtransplantate mit der Schädelbasis nicht mehr zu befürchten ist.
- Durch diese Maßnahmen konnte der Unterkiefer in Okklusion mit dem Oberkiefer gebracht werden (Abb. Fall 57 a und b). Die maximale Mundöffnungsmöglichkeit betrug 28 mm (Abb. Fall 57 c).

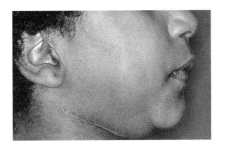
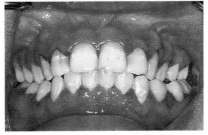
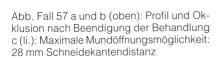
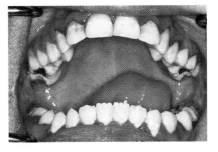

Abb. Fall 57 a und b (oben): Profil und Okklusion nach Beendigung der Behandlung
c (li.): Maximale Mundöffnungsmöglichkeit: 28 mm Schneidekantendistanz

58: Diagnose: Ameloblastom des anterioren Unterkiefers.
Differentialdiagnose: Obwohl die meisten Ameloblastome röntgenologisch von Zysten nicht zu unterscheiden sind, ist diese - wesentlich seltener vorkommende - feinwabige Zeichnung ziemlich charakteristisch für ein Ameloblastom. Es kommen allerdings auch andere Tumoren in Betracht.

87

Therapie:

- Zur Verifizierung der Diagnose kann die Gewebsentnahme am Beginn der Operation für eine Schnellschnittuntersuchung erfolgen.
- Unterkiefersegmentresektion mit primärem Ersatz des Unterkiefers durch ein Beckenkammtransplantat.
- Alternativ: Sekundärer Unterkieferersatz mit Beckenkammknochen nach 3 Monaten. Der Vorteil dieser Methode liegt darin, daß die inzwischen verheilte Mundschleimhaut bei der sekundären Osteoplastik nicht eröffnet zu werden braucht, so daß eine Kontamination des Transplantatbetts mit Mundhöhlenkeimen vermieden wird.
- Die Fixation des Transplantats erfolgt durch Plattenosteosynthese.
- Die Metallentfernung wird nach 3 Monaten vorgenommen.
- Ein Jahr nach der Knochentransplantation ist eine Vestibulumplastik mit Mundbodensenkung erforderlich, damit ein günstiges Prothesenlager geschaffen wird.
- Zusätzlich können Dentalimplantate eingelagert werden.
- Alternativ: Einlagerung der Dentalimplantate in das Knochentransplantat während der Transplantationsoperation.
- Nach abgeschlossener chirurgischer Behandlung prothetische Versorgung.
- Kontrolluntersuchungen in der Tumorsprechstunde.

59: Diagnose: Mittelgesichtsfraktur, rechts Typ *Le-Fort*-II, links Typ *Le-Fort*-III.
Therapie:
- Einstellung des frakturierten Oberkiefers in Okklusion mit dem Unterkiefer. Fixation durch intermaxilläre Drahtligaturen.
- Miniplattenosteosynthesen an den Frakturstellen (Abb. Fall 59).
- Entfernung der intermaxillären Fixation am Ende der Operation.
- Metallentfernung nach 3 Monaten.

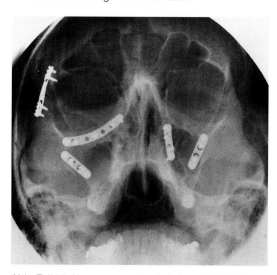

Abb. Fall 59: Versorgung einer Mittelgesichtsfraktur
links Typ *Le Fort* I: Platten an der Apertura piriformis und an der Crista zygomatico-alveolaris
rechts Typ *Le Fort* III: Platten am seitlichen und unteren Orbitarand und an der Crista zygomatico-alveolaris

88

60: Diagnose: Zystadenokarzinom.

Es ist unwahrscheinlich, daß das Adenokarzinom auf dem Boden einer Residualzyste entstanden ist. Es gibt zentrale Speicheldrüsentumoren im Unterkiefer, die in der Regel von Speicheldrüsengewebe ausgehen, das in den Unterkiefer versprengt ist. Möglicherweise war die Diagnose „odontogene Residualzyste" falsch, und es handelte sich um eine Zyste, die aus versprengtem Speicheldrüsengewebe entstanden ist. So wäre es denkbar, daß sich aus dieser Speicheldrüsenzyste ein Adenokarzinom entwickelt hat.

Differentialdiagnose: Andere Tumoren.

Zur Verifizierung der Diagnose wurde eine Gewebsprobe entnommen, die ein Zystadenokarzinom ergab. Eine Fernmetastase eines nicht im Kiefer entstandenen Tumors konnte ausgeschlossen werden.

Therapie:
* Resektion des rechten Unterkiefers bis 44 und der angrenzenden Weichteile (seitliche Pharynxwand, Zungengrund, Mundboden), Ausräumung der regionären Lymphknoten (neck dissection).
* Sekundärer Ersatz des Unterkiefers durch Beckenkammknochen.
* Vestibulumplastik und Mundbodensenkung 1 Jahr später.
* Prothetische Versorgung.
* Nach 10 Jahren rezidivfrei aus der Tumorsprechstunde entlassen.

61: Diagnose: Linksseitige Gelenkfortsatzbasisfraktur ohne Dislokation.

Therapie:
* Eine Fixation des Unterkiefers ist nicht erforderlich, weil bei fehlender Dislokation mit einer Spontanheilung gerechnet werden kann.
* Vermeidung von Belastungen durch weiche Kost während der ersten 2 Wochen.
* Röntgenkontrollen nach einer Woche und nach 4 Wochen.
* Sollte innerhalb der ersten Woche eine Dislokation auftreten sein, so ist eine Aktivatorbehandlung erforderlich.
* Im vorliegenden Fall erfolgte eine komplikationslose knöcherne Heilung.

62: Diagnose: Wurzelfrakturen 11, 21 im mittleren Wurzelbereich mit Devitalisierung der Zähne.

Therapie:
* Aufbereitung der Kanäle in beiden Wurzelfragmenten der Zähne 11, 21.
* Intradentale Schienung mit transdentaler Fixation durch Einbringen eines Titan-Schraubenstifts (Abb. Fall 62).

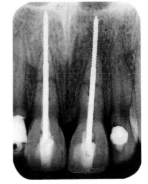

Abb. Fall 62: Situation nach intradentaler Schienung und transdentaler Fixation der beiden mittleren Schneidezähne mit einem Titan-Schraubenstift

63: Diagnose: Radikuläre Zyste, ausgehend von dem Wurzelrest 34.
Differentialdiagnose: Ein Ameloblastom und eine Keratozyste sind nicht völlig aus-
zuschließen, in Anbetracht des devitalen Wurzelrestes aber unwahrscheinlich.
Therapie:
* Zystostomie und Extraktion des Wurzelrestes 34.
  Bei einer Zystektomie muß damit gerechnet werden, daß vitale Zähne devitalisiert
  werden.
* 6 Monate später - nach Knochenapposition - kann die Zystektomie ohne Gefahr einer
  Devitalisierung von Zähnen nachgeholt werden, wenn der Patient dieses wünscht.
* Alternativ kann auch auf eine Zystektomie verzichtet und die in der Regel weitgehen-
  de Abflachung der Zystenhöhle abgewartet werden.

64: Diagnose: Ameloblastom.
Differentialdiagnose: Zyste und andere Tumoren.
Therapie:
* Verifizierung der Diagnose durch Schnellschnittuntersuchung während der Operati-
  on.
* Unterkieferresektion nach Extraktion 35 unter Erhaltung des Gelenkfortsatzes.
* Sekundärer Unterkieferersatz durch Beckenkammknochen.
* Alternativ primäre Knochentransplantation.
* 1 Jahr nach der Knochentransplantation Vestibulumplastik und Mundbodensenkung.
* Gegebenenfalls Einbringen von Dentalimplantaten in das Transplantat.
* Prothetische Versorgung.

65: Diagnose: Mandibuläre Retrognathie.
Therapie:
* Herstellung von Modellen des Ober- und Unterkiefers und Modelloperation mit Ermitt-
  lung einer optimalen Okklusion.
* *Dal-Pont*-Osteotomie mit Vorverlagerung des Unterkiefers.
* Fixation des Unterkiefers durch Schienenverband und intermaxilläre Drahtligaturen.
  Drahtligaturen zur Adaptation der kleinen Fragmente (Abb. Fall 65).
* Entfernung des Schienenverbandes und der intermaxillären Fixation nach 6 Wochen.

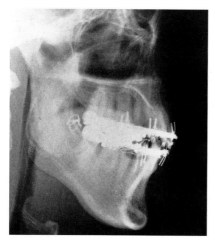

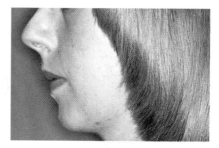

Abb. Fall 65 a (li.): Fernröntgenaufnahme
nach der Operation mit Schienenverband
und intermaxillärer Fixation
b (oben): Profil nach der Operation

- Alternativ Zugschraubenosteosynthesen in den aufsteigenden Ästen. Metallentfernung nach 3 Monaten.

66: Diagnose: Doppelseitige Unterkieferfraktur ohne Dislokation.
Therapie:
- Da keine Dislokation besteht, kann mit einer Spontanheilung gerechnet werden.
- Weiche Kost für 2 Wochen.
- Röntgenkontrollen nach einer Woche und nach 4 Wochen.
- Sollte innerhalb der 1. Woche eine Dislokation eingetreten sein, so ist eine operative Osteosynthese erforderlich.
- Im vorliegenden Fall kam es zu einer spontanen knöchernen Verheilung der Frakturstellen.

67: Diagnose: Solitäre Knochenzyste.
Die solitäre Knochenzyste besteht aus einem Hohlraum, der bei jungen Zysten mit einem zell- und gefäßreichen Bindegewebe ausgekleidet ist. Ältere Zysten haben eine hauchdünne Bindegewebsmembran, die dem Knochen eng anliegt. Nicht selten findet man gar kein Bindegewebe; sondern nur eine knöcherne Wand mit kompaktaähnlicher Struktur. Die Zyste ist meistens leer, sie kann aber auch blutigseröse Flüssigkeit enthalten.
Über die Genese gibt es nur Vermutungen. Es könnte sich um ein auf traumatischer Basis entstandenes Hämatom handeln, das resorbiert wurde. Es ist aber auch denkbar, daß hier ein Ausheilungsstadium verschiedener pathologischer Knochenprozesse (zentrales Riesenzellgranulom, fibröse Dysplasie, eosinophiles Granulom) vorliegt.
Differentialdiagnose: Andere Zysten, Tumoren. Die Diagnose kann nur während der Operation durch Auffinden eines leeren Raumes oder durch histologische Untersuchung eines vorhandenen Zystenbalges gestellt werden.
Therapie:
- Operative Eröffnung der Zyste. Exkochleation eines etwa vorhandenen Zystenbalges, der zur Verifizierung der Diagnose im Schnellschnittverfahren untersucht werden sollte. Entfernung der Zahnanlage 41.
- Ausfüllung der Knochenhöhle mit Gelatineschwamm.

68: Diagnose: Jochbogenfraktur links.
Eine Mundöffnungsbehinderung kann entstehen, wenn der Processus muscularis bei der Mundöffnung an den imprimierten Jochbogen stößt.

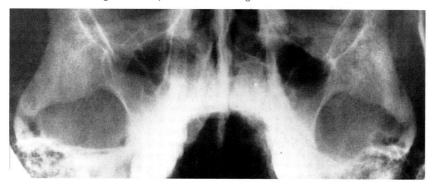

Abb. Fall 68: Knöcherne Heilung in anatomisch richtiger Position nach Hakenreposition

91

Therapie:
- Hakenreposition des Jochbogens.
- Nach der Reposition muß die Mundöffnung wieder normal sein.
- Postoperative Röntgenkontrolle. Bei guter Position ist keine weitere Therapie erforderlich (Abb. Fall 68).

69: Diagnose: Zementbildendes Fibrom (Periodontom).
Das zementbildende Fibrom geht wahrscheinlich vom Wurzelhautgewebe aus. Es bildet neben Zementsubstanz auch Knochen und Kollagenfasern und wird daher auch als Periodontom bezeichnet.
Differentialdiagnose: Andere Tumoren. Die Diagnose kann nur durch histologische Untersuchung von entnommenem Gewebe gestellt werden.
Therapie:
- Periodontome werden durch Kürettage entfernt. Bei ausgedehntem Tumor kann es dazu kommen, daß der Unterkiefer nach der kompletten Tumorentfernung durch Kürettage nicht mehr stabil genug ist.
- In einem solchen Fall kann dann eine Kieferresektion mit anschließendem Ersatz durch ein Beckenkammtransplantat erforderlich sein.

70: Diagnose: Eburnisiertes Osteom des linken Unterkiefers.
Differentialdiagnose: Zahnhartsubstanzbildende Tumoren und ossifizierende Fibrome, fibröse Dysplasie, Morbus *Paget,* sklerosierende Osteomyelitis.
Therapie:
- Segmentresektion des tumortragenden Unterkiefers.
- Unterkieferersatz durch ein Beckenkammtransplantat.
- Nach Einheilung des Transplantats Vestibulumplastik und Mundbodensenkung.
- Gegebenenfalls Einlagerung von Dentalimplantaten.
- Prothetische Versorgung.

71: Diagnose: Polyzystisches Ameloblastom im Bereich des rechten Kieferwinkels und aufsteigenden Astes.
Differentialdiagnose: Andere Tumoren, Keratozyste.
Therapie:
- Verifizierung der Diagnose durch Probeexzision oder Schnellschnittuntersuchung.
- Unterkieferresektion bis in den gesunden Knochen des horizontalen Astes mit Exartikulation.
- Sekundärer Ersatz des Unterkiefers durch ein Beckenkammtransplantat, Fixation durch Rekonstruktionsplatte.
- Alternativ: Primäre Rekonstruktion mit einem Beckenkammtransplantat.
- 1 Jahr nach der Transplantation Vestibulumplastik und Mundbodensenkung, gegebenenfalls Einlagerung von Dentalimplantaten.

72: Diagnose: Zustand nach disloziert verheilter Jochbeinimpressionsfraktur mit Gesichtsasymmetrie.
Therapie:
- Refrakturierung des disloziert verheilten Jochbeins.
- Reposition und Fixation durch Miniplattenosteosynthese am seitlichen und unteren Orbitarand.
- Metallentfernung nach 3 Monaten.

73: Diagnose: Subakute apikale Parodontitis an den Wurzeln 36. Retention 38 mit chronischer perikoronarer Entzündung.

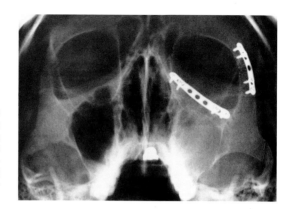

Abb. Fall 72: Situation nach Refrakturierung, Reposition und Miniplattenosteosynthese des linken Jochbeins. Die Verschattung der linken Kieferhöhle ist operationsbedingt durch Blutung und postoperative Schleimhautschwellung

Therapie:
* Perioperative Antibiotikaprophylaxe.
* Extraktion der beiden Wurzeln 36.
* Nach Abheilung operative Entfernung des verlagerten Weisheitszahnes 38. Die Entfernung ist schwierig! Cave: Verletzung des N. alveolaris inferior und des Zahnes 37.

74: Diagnose: Globulomaxilläre Zyste.
Die globulomaxilläre Zyste entsteht aus Resten der *Hochstetter*schen Epithelmauer. Dieses Epithel wird bei der Bildung des Nasenbodens im Verschmelzungsbereich des lateralen und medialen Nasenwulstes in den Alveolarfortsatz eingeschlossen.
Differentialdiagnose: Ameloblastom u. a. Tumoren, andere Zysten.
Therapie:
* Bei einer Zystektomie muß mit einer Devitalisierung der Zähne 13, 12, 11 und 21 gerechnet werden.
* Aus diesem Grunde ist es besser, zunächst nur eine **Zystostomie** vorzunehmen. Danach kann bei der 28jährigen Patientin noch mit einer Knochenapposition über den Zahnwurzeln gerechnet werden. Eine so weitgehende Knochenregeneration, wie sie im Unterkiefer vorkommt, ist im Oberkiefer jedoch nicht zu erwarten.
* Nach 3 Monaten sollte daher eine **Zystektomie** vorgenommen werden, die Knochenhöhle muß dabei mit Gelatineschwamm oder mit einem Knochenersatzmittel ausgefüllt werden.

75: Diagnose: Komplexes Odontom im linken Unterkiefer mit Milchzahnpersistenz 73 und Retention 33.
Therapie:
* Extraktion 73.
* Operative Entfernung 33 und des Odontoms.
* Prothetischer Ersatz von 33, gegebenenfalls mit Einbringung eines Dentalimplantats.

76: Diagnose: Doppelte Unterkieferfraktur bei 44, 43 und 32, 33 mit partieller Luxation der Zähne 42, 31, 32 und 33 und kaudaler Luxation.
Therapie:
* Reposition der partiell luxierten Zähne 42, 31, 32. Extraktion des stark gelockerten 33.

- Reposition des Mittelteils des Unterkiefers und Fixation durch Schienenverbände mit intermaxillärer Fixation.
- Anlegen einer Rekonstruktionsplatte zur Überbrückung der Frakturstellen und Stabilisierung des anterioren Fragments.
- Entfernung der intermaxillären Fixation und der Oberkieferschiene. Die Unterkieferschiene wurde zur Stabilisation der reponierten Zähne belassen.
- Entfernung der Unterkieferschiene nach 6 Wochen (Abb. Fall 76).
- Überprüfung der Vitalität der reponierten Zähne. Gegebenenfalls Wurzelfüllungen.
- Entfernung der Rekonstruktionsplatte nach 3 Monaten.

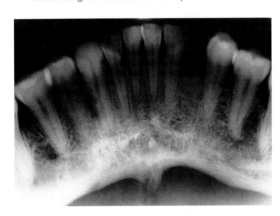

Abb. Fall 76: Situation 6 Wochen nach der Operation. Gute Verknöcherung der Frakturstellen. Die reponierten Zähne und deren Nachbarzähne reagierten bei der Vitalitätsprüfung positiv

77: Diagnose: Ameloblastom im linken Oberkiefer.
Differentialdiagnose: Andere Tumoren, Zyste.
Therapie:
- Verifizierung der Diagnose durch Schnellschnittuntersuchung während der Operation.
- Oberkieferteilresektion mit Eröffnung der Kieferhöhle nach Durchtrennung der Brücke zwischen 21 und 22 sowie zwischen 25 und 26.
- Eingliederung einer Verbandplatte.
- Nach 4 bis 6 Wochen Anfertigung einer Resektionsprothese.
- Gegebenenfalls Verschluß des Defekts durch einen Weichteillappen und Aufbau des Alveolarfortsatzes mit Beckenkammknochen. Nach Einheilung des Knochentransplantats Vestibulumplastik. Gegebenenfalls auch Einlagerung von Dentalimplantaten.

78: Diagnose: Nicht fixierte habituelle Luxation der Kiefergelenke mit beginnender schmerzhafter Arthropathie.
Bei dieser Myoarthropathie besteht eine Diskoordination mit verstärkter Vorschubbewegung des Unterkiefers, die schließlich zu einer Überdehnung der Gelenkkapseln und Bänder führt, so daß die Gelenkköpfe bei weiter Mundöffnung in Luxationsstellung gehen und bei Mundschluß wieder zurückgleiten können. Bei längerem Bestehen der Myoarthropathie kann eine schmerzhafte Arthropathie durch Degeneration der knorpligen Gelenkanteile entstehen.
Therapie:
- **Isometrische Spannungsübungen und Bewegungsübungen:**

94

- Anspannung der Retraktoren für 20 Sekunden durch den Versuch, den Unterkiefer nach dorsal zu ziehen. Dabei sollte die Zungenspitze soweit wie möglich an den Gaumen angelegt werden. Die Mundbodenmuskeln müssen spürbar angespannt sein. Anschließend 20 Sekunden Pause. Die Übung wird zehnmal wiederholt. Die gesamte Prozedur soll mindestens dreimal täglich ausgeführt werden.
- Nach 3 bis 4 Tagen werden während der Spannungsübungen zusätzlich Rotationsbewegungen der Gelenkköpfe ohne Vorschubbewegung ausgeführt.
- Ein **Aktivator** mit einem Labialbogen für den Unterkiefer, der bei der Mundöffnung die Vorschubbewegung verhindert, kann eingegliedert werden, wenn die Spannungsübungen nicht den erwünschten Erfolg gebracht haben.
- Die **Verriegelungsoperation** kommt in Betracht, wenn durch die konservativen Maßnahmen keine Besserung erzielt werden kann.
  Bei dieser Operation wird das Tuberculum articulare durch extrakapsuläre Einlagerung eines Hydroxylapatit-Keramik-Blocks beiderseits erhöht. Die Vorschubbewegung der Kondylen wird dadurch erheblich eingeschränkt, so daß hauptsächlich Rotationsbewegungen ausgeführt werden. Die präoperativen Gelenkschmerzen verschwinden in der Regel unmittelbar nach der Operation.

79: Diagnose: Mandibuläre Prognathie mit offenem Biß während kieferorthopädischer Behandlung.
Weitere Therapie:
- Weiterführung der kieferorthopädischen Behandlung, bis durch Modellstudium erwiesen ist, daß nach Rückverlagerung des Unterkiefers eine möglichst günstige Okklusion erzielt werden kann.
- *Dal-Pont*-Osteotomie mit Rückverlagerung des Unterkiefers und Einstellung in die vorher ermittelte Okklusion.
- Für die intermaxilläre Fixation der Okklusion können die kieferorthopädischen Behandlungsapparaturen benutzt werden.
- Gegebenenfalls Weiterführung der kieferorthopädischen Behandlung (Abb. Fall 79).

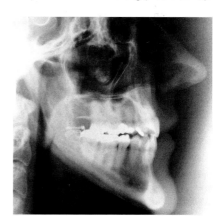

Abb. Fall 79: Situation nach operativer Rückverlagerung des Unterkiefers und Schluß des offenen Bisses mit kieferorthopädischer Vor- und Nachbehandlung.

80: Diagnose: Wurzelfrakturen der vitalen Zähne 11 und 21.
Therapie:
- Bei vitalen Zähnen kann mit einer Heilung der Frakturstellen unter Hartsubstanzbildung gerechnet werden.

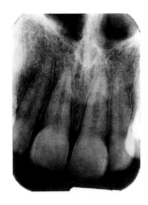

Abb. Fall 80: Situation nach 6wöchiger Schienung der vitalen Zähne 11 und 21. Heilung unter Ausbildung von Hartsubstanz in den Wurzerlfrakturbereichen. Beide Zähne waren vital geblieben

- Ruhigstellung der Zähne durch eine monomaxilläre Schiene für 6 Wochen.
- Nach Röntgenkontrolle und Abnahme der Schiene Vitalitätsprüfung (Abb. Fall 80).

81: Diagnose: Verkalkender epithelialer odontogener Tumor (*Pindborg*-Tumor).
Der gutartige Tumor enthält epitheliale odontogene Zellen in einem Bindegewebsstroma mit degenerativen Veränderungen und Verkalkungen.
Differentialdiagnose: Ameloblastisches Fibro-Odontom, ossifizierendes Fibrom, zementbildendes Fibrom, Dentinoblastom.
Therapie:
- Verifizierung der Diagnose durch Schnellschnittuntersuchung während der Operation.
- Unterkiefersegmentresektion von 44 bis in die Mitte des aufsteigenden Astes.
- Unterkieferersatz durch Beckenkammknochen als sekundäre oder primäre Operation.
- Nach Einheilung des Transplantats Vestibulumplastik und Mundbodensenkung, gegebenenfalls Einlagerung von Dentalimplantaten.
- Prothetischer Ersatz der verlorengegangenen Zähne.

82: Diagnose: Impressionsfraktur des rechten Jochbeins mit Doppelbildern.
Das Doppeltsehen kommt bei Jochbeinfrakturen zustande, wenn der Orbitaboden und damit der Augapfel nach unten verlagert ist.
Therapie:
- Operative Reposition des Jochbeins und Miniplattenosteosynthese am lateralen Orbitarand. Durch diese Operation wird der Orbitaboden mit dem verlagerten Augapfel reponiert; Die Kieferhöhle erhält wieder ihre normale Größe (Abb. Fall 82).
- Postoperativ opthalmologische Überprüfung der Sehfähigkeit. Die Doppelbilder waren verschwunden.
- Plattenentfernung nach 3 Monaten.

83: Diagnose: Odontogenes Myxom.
Der schleimbildende odontogene Tumor geht vom mesenchymalen Anteil des Zahn-

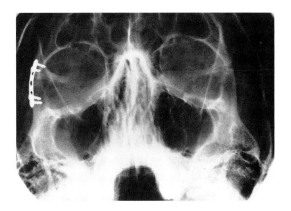

Abb. Fall 82: Situation nach operativer Reposition des Jochbeins und Miniplattenosteosynthese am lateralen Orbitarand. Die Kieferhöhle hat jetzt wieder die normale Größe; der Orbitaboden steht richtig; die Doppelbilder waren nicht mehr vorhanden

keimgewebes aus. Er zeigt ein lokal destruierendes Wachstum und kann in die Weichteile einbrechen.

Differentialdiagnose: Andere nicht hartsubstanzbildende Tumoren, eosinophiles Granulom, Plasmozytom, Fernmetastase.

Therapie:

- Verifizierung der Diagnose durch Schnellschnittuntersuchung während der Operation.
- Unterkiefersegmentresektion von 48 bis 43 und Ersatz durch Beckenkammknochen (s. Fall 81).

84: Diagnose: Follikuläre Zysten, ausgehend von 45 und 35, Milchzahnpersistenz 85 und 75. Zahnengstand im Oberkiefer mit verzögertem Durchbruch der bleibenden Zähne.
Differentialdiagnose: Radikuläre Zysten der Milchzähne 85 und 75, Tumor.
Therapie:

- Extraktion der Milchzähne 85 und 75.
- Zystostomie der Zyste bei 35.
- Zystektomie der Zyste bei 45.
- Kieferorthopädische Behandlung des Zahnengstandes. Abwarten, ob 35 sich einstellt, gegebenenfalls kieferorthopädische Einstellung.

85: Diagnose: Verlängertes Mittelgesicht mit fehlendem Lippenschluß und maxillärer Prognathie.
Therapie:

- *Le-Fort*-I-Osteotomie mit Rückverlagerung des Oberkiefers in Okklusion mit dem Unterkiefer und gleichzeitigem Hochsetzen nach Knochenresektion im Kieferhöhlenbereich.
- Fixation durch Schienenverbände und Jochbogenaufhängung des Oberkiefers.
- Einlagerung von Rippenknochen im Bereich der Fossa canina und Fixation durch Schrauben (Abb. Fall 85).
- Entfernung der Schienenverbände und der Jochbogendrähte nach 6 Wochen.
- Entfernung der Schrauben im Bereich der Fossa canina nach 3 Monaten.

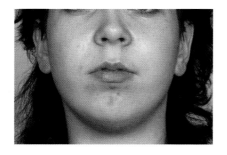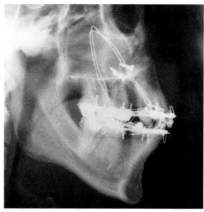

Abb. Fall 85 a: Normaler Lippenschluß in Ruhelage nach der Operation
b: Postoperative Fernröntgenaufnahme: Der Oberkiefer steht in guter Okklusion mit dem
Unterkiefer und liegt deutlich höher; die Kieferhöhlen sind kleiner geworden

86: Diagnose: Ameloblastisches Fibrom des linken Oberkiefers.
Der Tumor besteht aus ameloblastischen Epithelsträngen, die in ein zellreiches Bindegewebe vom Typ des embryonalen Pulpabindegewebes eingebettet sind.
Differentialdiagnose: Zentrales Fibrom, Ameloblastom, zentrales Riesenzellgranulom, andere Tumoren, Zysten.
Therapie:
* Ausschälung und Exkochleation des Tumors mit Entfernung der Zähne 23, 24, 25 und 26.
* Ausfüllung der Höhle mit Gelatineschwamm.
* Kontrollen in der Tumorsprechstunde.
* Nach 10 Jahren Rezidiv des Tumors im linken Oberkiefer.
* Oberkieferteilresektion mit kompletter Entfernung des Tumors mit Abdeckung des Knochendefekts durch einen Schleimhautlappen aus der Wangenregion.
* Nach weiteren 7 Jahren entwickelte sich bei der Patientin ein ameloblastisches Sarkom im früheren Operationsgebiet.
* Daraufhin wurde eine Radikaloperation mit Entfernung des Oberkiefers bis 22, Exenteratio orbitae und Resektion des periorbitalen Knochens vorgenommen.
* Der Defekt wurde durch eine Defektprothese und eine Epithese abgedeckt.
* Nach dieser Operation blieb die Patientin tumorfrei.

87: Diagnose: Vortäuschung eines Knochendefekts durch Verwackeln des Kopfes während der Schichtaufnahme.
Therapie entfällt.

88: Diagnose: Komplexes Odontom mit „Parodontalspalt". Teilretinierter Weisheitszahn 48.

Therapie:
- Operative Entfernung 48 und des Odontoms.
- Ausfüllung der Knochenhöhle mit Gelatineschwamm oder einem Knochenersatzmaterial.
- Nahtverschluß.

89: Diagnose: Kieferhöhlenkarzinom mit Lymphknotenmetastasen.
Differentialdiagnose: Andere Tumoren.
Therapie:
- Zur Verifizierung der Diagnose Schnellschnittuntersuchung am Beginn der Operation.
- Neck dissection auf der linken Seite.
- Oberkieferteilresektion mit Entfernung des Orbitabodens.
- Abdeckung der Wundfläche im Wangenbereich mit einem Spalthauttransplantat.
- Eingliederung einer Verbandsplatte, Fixation durch Jochbogenaufhängung.
- Nach Abheilung Eingliederung einer Resektionsprothese.
- Kontrolluntersuchungen 10 Jahre in der Tumorsprechstunde: kein Rezidiv.

90: Diagnose: Eburnisiertes Osteom.
Es kann davon ausgegangen werden, daß mit der Struktur von kompaktem Knochen ein Endstadium erreicht ist und eine weitere Entwicklung nicht mehr stattfinden wird.
Differentialdiagnose: Komplexes Odontom.
Therapie:
- Bei einer operativen Entfernung des Osteoms, die nicht zwingend erforderlich ist, muß mit einer Devitalisierung des Zahnes 36 gerechnet werden.
- Es ist daher sinnvoll, zu beobachten, ob eine Veränderung stattfindet. Hierfür sind Röntgenkontrollen nach 3 Monaten und einem Jahr erforderlich.
- Tritt keine Veränderung ein, so kann das ausgereifte Osteom so belassen werden. Im Falle einer Veränderung ist die Entfernung zusammen mit dem Zahn 46 angezeigt.
- Bei fehlender Veränderung kann das Osteom verbleiben, bis der Zahn 36 extraktionsreif ist. Dann sollte zusammen mit dem Zahn 36 auch das Osteom entfernt werden.

91: Diagnose: Subakute Osteomyelitis mit submandibulärem und submentalem Abszeß nach Extraktion der Zähne 47, 45 und 44 im akuten Stadium einer entzündlichen Reaktion.
Therapie:
- Inzision des submandibulären und submentalen Abszesses. Eiterprobe zur bakteriologischen Untersuchung und Erstellung eines Antibiogramms.
- Beginn mit ungezielter Antibiotikatherapie; nach Erstellung des Antibiogramms Übergang auf gezielte Antibiotikatherapie.
- Anlegen eines Schienenverbandes und intermaxilläre Fixation zur Vermeidung von Belastungen des geschwächten Unterkiefers.
- Trotz dieser Behandlung kam es 12 Tage nach der Inzision zu einer Spontanfraktur des Unterkiefers (Abb. Fall 91 a).
- Unterkiefersegmentresektion mit Entfernung des osteomyelitisch veränderten Knochens (Abb. Fall 91 b).
- Zwei Monate später - nach kompletter Abheilung - Ersatz des fehlenden Unterkiefersegments durch ein Beckenkammtransplantat. Fixation durch Rekonstruktionsplatte (Abb. Fall 91 c).
- Nach 3 Monaten Entfernung der Rekonstruktionsplatte (Abb. Fall 91 d).
- Nach weiteren 6 Monaten Vestibulumplastik und Mundbodensenkung im Transplantatbereich.
- Prothetische Versorgung.

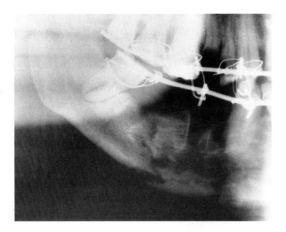

Abb. Fall 91a: Nach Schienung und intermaxillärer Fixation kam es trotzdem zu einer Fraktur im Bereich der Osteomyelitis

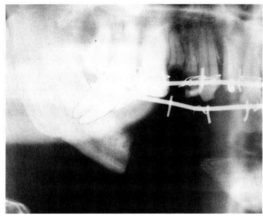

Abb. Fall 91b: Situation nach Resektion des osteomyelitisch befallenen Unterkiefersegments

92: Diagnose: Zusammengesetztes Odontom, bestehend aus 2 miteinander verschmolzenen überzähligen Zahnanlagen.
Therapie:
- Eine operative Entfernung ist möglich. Bei vorsichtigem Vorgehen ist eine Devitalisierung der Zähne 35 und 36 vermeidbar.
- Es spricht aber auch nichts dagegen, das zusammengesetzte Odontom zu belassen. Nach Verlust der Zähne 35 und 36 sollte es jedoch entfernt werden.

93: Diagnose: Partielle Luxation der Zähne 21, 22.
Therapie:
- Reposition der beiden Zähne.
- Monomaxilläre Schiene zur Stabilisierung der replantierten Zähne (Abb. Fall 93). Die Chancen für eine Einheilung der Zähne im parodontalen Bereich sind außerordentlich gut, weil die luxierten Zähne sich nicht außerhalb der Mundhöhle befunden haben

Abb. Fall 91c: Situation nach Ersatz des fehlenden Unterkiefersegments durch ein Bekkenkammtransplantat mit Fixation durch eine Rekonstruktionsplatte

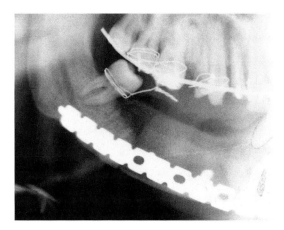

Abb. Fall 91d: Das eingeheilte Beckenkammtransplantat nach Entfernung der Rekonstruktionsplatte

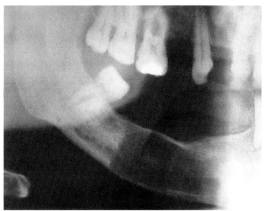

und eine Eintrocknung der Wurzelhaut nicht stattfinden konnte. Es besteht bei den noch relativ weiten Wurzelkanälen sogar die Möglichkeit, daß die Pulpen revaskularisiert werden und eine Reinnervation stattfindet.

- Entfernung der Schiene nach 6 Wochen.
- Im vorliegenden Fall erwiesen sich beide Zähne als vital. Demnach waren sowohl eine Revaskularisation als auch eine Reinnervation erfolgt.
- Vitalitätsprüfungen können erst positiv werden, wenn eine Reinnervation stattgefunden hat. Eine negative Vitalitätsprüfung schließt eine Revaskularisierung nicht aus.
- Röntgenuntersuchung mit Zahnfilm. Wenn der Parodontalspalt nicht erweitert ist, sollte man abwarten, ob eine Reinnervation erfolgt.
- Bleibt eine Reinnervation aus, so kann man gegebenenfalls den Zahn trepanieren und - falls eine blutende Pulpa vorgefunden wird - wieder verschließen.
- Erweist sich der Zahn bei der Trepanation als devital, so ist eine Wurzelfüllung angezeigt.

101

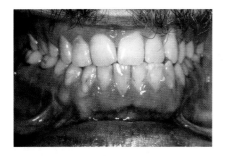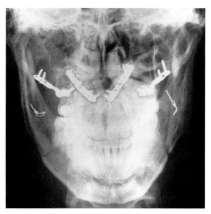

Abb. Fall 94: Situation nach *Le-Fort*-I-Osteotomie und sagittaler Spaltung des Oberkiefers mit Verschmälerung und Linksverlagerung sowie *Dal-Pont*-Osteotomie des Unterkiefers mit Rück- und Rechtsverlagerung
a (li.): Okklusion nach Abnahme der Schienenverbände
b (re.): Schädelaufnahme mit Miniplatten im Oberkiefer und Drahtnähten im Unterkiefer

94: Diagnose: Traumatische Dysgnathie mit Laterognathie und Verbreiterung des Ober-kiefers sowie prognather Laterognathie des Unterkiefers.
Therapie:
* Modellstudium und Modelloperation ergaben die folgenden operativen Maßnahmen:
* *Le-Fort*-I-Osteotomie und sagittale Spaltung des Oberkiefers mit Linksverlagerung und Verschmälerung.
* *Dal-Pont*-Osteotomie im Unterkiefer mit Rück- und Rechtsverlagerung.
* Fixation der ermittelten Okklusion durch Schienenverbände und intermaxilläre Ligatu-ren.
* Stabilisierung des Oberkiefers durch Miniplattenosteosynthese.
* Adaptation der Unterkieferfragmente durch Drahtnähte.
* Abnahme der Schienenverbände nach 6 Wochen (Abb. Fall 94 a und b).
* Entfernung der Miniplatten und der Drahtnähte nach 3 Monaten.

95: Diagnose: Nicht dislozierte doppelseitige Unterkieferfraktur bei 47 und 35 mit Wurzel-frakturen beider Zähne.
Therapie:
* Extraktion 48, 47 und 35 mit Entfernung der frakturierten Wurzeln.
* Schienenverband und intermaxilläre Fixation (Abb. Fall 95).
* Abnahme des Schienenverbandes nach 6 Wochen.
* Alternativ: Plattenosteosynthesen an den Frakturstellen.
* Beide Verfahren führen zum gleichen Erfolg. Die Patientin sollte in einem solchen Fall selber entscheiden, ob sie eine sechswöchige intermaxilläre Fixation einer operativen Behandlung mit sofortiger postoperativer Mundöffnungsmöglichkeit vorzieht.

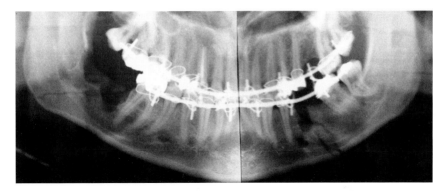

Abb. Fall 95: Situation nach Extraktion 48, 47 und 35 mit Entfernung der frakturierten Wurzeln und Anlegen eines Schienenverbandes mit intermaxillärer Fixation

96: Diagnose: Dentinoblastom.
Im vorliegenden Fall handelt es sich um die aktive Form eines Dentinoms, das ein zellreiches Bindegewebe mit Ablagerung von irregulärem Dentin enthält.
Die inaktive Form besteht aus einer Dentinmasse mit ernährenden Kanälchen, die den Wurzelkanälen entsprechen.
Differentialdiagnose: Zementoblastom, Odontom, Osteom, ossifizierendes Fibrom.
Therapie:
- Zur Absicherung der Diagnose ist eine Gewebsentnahme erforderlich.
- Eine operative Entfernung ist oft nicht erforderlich, weil die aktive Form in der Regel in die inaktive Form übergeht.
- Kontrolluntersuchungen in der Tumorsprechstunde sind angezeigt.
- Überschüssiges Gewebe kann aus kosmetischen Gründen durch modellierende Operation abgetragen werden.

97: Diagnose: Ameloblastischer adenomatoider Tumor (Adenoameloblastom).
Der Tumor leitet sich vermutlich - wie das Ameloblastom - vom Epithel der Zahnleiste, möglicherweise aber auch von Speicheldrüsengewebe ab. Der zystenartige Tumor hat meistens Beziehungen zu einem verlagerten Zahn.
Differentialdiagnose: Follikuläre Zyste.
Therapie:
- Ausschälung des „Zystenbalges" und histologische Untersuchung.
- Operative Entfernung des verlagerten Eckzahnes.
- Kontrolluntersuchungen im Rahmen der Tumorsprechstunde.

98: Diagnose: Voroperierte doppelseitige Lippen-Kiefer-Gaumen-Spalte. Fehlender Zwischenkiefer und Retrognathie der vorhandenen Oberkieferteile.
Therapie:
- Modellstudium und Modelloperation.
- *Le-Fort*-I-Osteotomie der Oberkieferteile mit Vorverlagerung und Außenschwenkung. Einstellung einer Okklusion mit dem Unterkiefer.

103

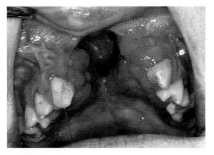

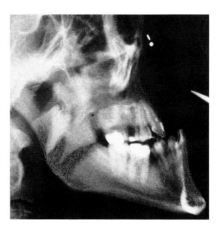

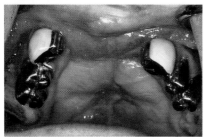

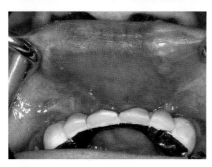

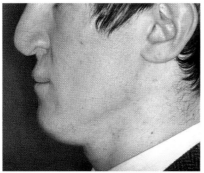

Abb. Fall 98 a (oben li.): Situation nach *Le-Fort*-I-Osteotomie mit Vorverlagerung und Außenschwenkung der Oberkieferteile. Es ist jetzt eine große Perforation zur Nase entstanden, die der Größe des fehlenden Zwischenkiefers entspricht

b (oben re.): Fernröntgenaufnahme nach der *Le-Fort*-I-Osteotomie. Die Seitenteile des Oberkiefers stehen jetzt richtig. Vorn fehlt der Zwischenkiefer

c (Mitte oben): Situation nach Reoperation der Spalte im knöchernen Bereich mit Einlagerung von Rippenknochen und Schleimhautverschluß mit örtlichem Material

d (Mitte unten): Situation nach Auffüllung der Oberlippe durch einen gestielten Haut-Schleimhaut-Lappen aus der Unterlippe (*Abbé-Neuber*-Plastik) und Eingliederung einer Frontzahnbrücke

e (unten): Profil nach kompletter Rehabilitation

- Fixation der Oberkieferteile durch Miniplattenosteosynthese.
- Nach der Operation stehen die Oberkieferteile in der richtigen Position. Es ist jetzt im anterioren Bereich eine große Perforation zur Nasenhöhle entstanden, die dem fehlenden Zwischenkiefer entspricht (Abb. Fall 98 a und b).
- Reoperation der Spalte im knöchernen Bereich mit Einlagerung von Rippenknochen und Verschluß der Perforation mit örtlichem Schleimhautmaterial (Abb. Fall 98 c).
- Auffüllung der zu kleinen Oberlippe mit einem gestielten Lappen aus der Unterlippe (*Abbé-Neuber*-Plastik).
- Eingliederung einer Frontzahnbrücke (Abb. Fall 98 d).
- Durch die beschriebenen Maßnahmen konnten Okklusion und Profil weitgehend normalisiert werden (Abb. Fall 98 e).

99: Diagnose: Knochensklerose im Bereich des Tuber maxillare.
Möglicherweise handelt es sich um das Residuum einer abgelaufenen sklerosierenden periapikalen Entzündung eines inzwischen entfernten Molaren.
Differentialdiagnose: Osteom, Odontom u. a. zahnhartsustanzbildende Tumoren.
Therapie:
- Da hier mit großer Wahrscheinlichkeit ein Endzustand erreicht ist, ist eine Therapie nicht erforderlich.
- Es sollten allerdings Röntgenkontrollen nach 3 und 12 Monaten vorgenommen werden. Zeigen sich Veränderungen, so ist eine operative Entfernung angezeigt.

100: Diagnose: Residualzyste nach Extraktion 46.
Differentialdiagnose: Keratozyste, Tumor.
Therapie:
- Abklärung der Diagnose durch Eröffnung der Zyste und histologische Schnellschnittuntersuchung des Zystenbalges.
- Zur Vermeidung einer Devitalisierung der Zähne 45, 44, 43 ist eine **Zystostomie** angezeigt. Mit einer guten Knochenregeneration ist danach zu rechnen.
- Gegebenenfalls kann man 3 Monate nach der Zystostomie eine **Zystektomie** vornehmen. In dieser Zeit hat sich über den Wurzelspitzen der genannten Zähne genügend Knochen gebildet, so daß deren Devitalisierung bei der Entfernung des Zystenbalges nicht mehr zu befürchten ist.

101: Diagnose: Osteosarkom.
Differentialdiagnose: Andere hartsubstanzbildende Tumoren, fibröse Dysplasie, Osteomyelitis sicca.
Therapie:
- Verifizierung der Diagnose durch Probeexzision.
- Radikaloperation mit Unterkieferresektion und Resektion der angrenzenden Weichteile mit ausreichendem Sicherheitsabstand.
- Zytostatikabehandlung.
- Nach 2jähriger Rezidivfreiheit Weichteilersatz durch einen Pectoralis-major-Lappen.
- Ersatz des Unterkiefers durch ein Beckenkammtransplantat.
- Nach einem Jahr Vestibulumplastik und Mundbodensenkung.
- Prothetische Versorgung.
- Ein Rezidiv ist innerhalb von 10 Jahren nicht aufgetreten.

105

102: Diagnose: Osteosarkom.
Differentialdiagnose: Zyste, andere Tumoren, eosinophiles Granulom.
Therapie:
- Da die Zähne 37 und 38 vital waren, wurde der Aufhellung keine Bedeutung zugemessen. Eine dringend notwendige Osteotomie zur Gewebsentnahme für eine histologische Untersuchung unterblieb ebenso wie die erforderliche Radikaloperation.
- **Weiterer Verlauf:**
- 4 Jahre nach der Extraktion der Zähne 35 und 36 sollte eine Brücke eingegliedert werden. Ein vorher angefertigter Zahnfilm stellt die Zahnlücke und den Zahn 37 dar. Von dem Weisheitszahn 38 erkennt man auf diesem Film nur die Krone und die koronalen Anteile der Wurzeln, nicht aber die Wurzelspitzen und die darunter gelegene Aufhellung (Abb. Fall 102 a).
- Ein 3 Jahre später aufgenommener Zahnfilm zeigt neben der inzwischen eingegliederten Brücke die bereits vor 7 Jahren dargestellte Aufhellung, die größer geworden ist, sich offensichtlich nach distal ausgedehnt hat und auf dem Zahnfilm nur teilweise dargestellt ist. Die distale Wurzel des Weisheitszahnes wurde inzwischen im apikalen Bereich resorbiert (Abb. Fall 102 b).
- Drei Monate später wurde der inzwischen gelockerte Weisheitszahn extrahiert. Danach kam es zu einer Wundheilungsstörung. Rezidivierende Wangenschwellungen wurden mit Antibiotika behandelt.
- Ein nach weiteren 2 Monaten aufgenommener Zahnfilm zeigte einen großen Knochendefekt distal des Zahnes 37, dessen distaler Bereich auf dem Film nicht erfaßt war (Abb. Fall 102 c).
- Nach weiteren 4 Monaten wurde die Patientin - insgesamt 9 Jahre nach der ersten Entdeckung der Veränderung im linken Unterkiefer - wegen einer zunehmenden Wangenschwellung über dem Kieferwinkel in unsere Klinik überwiesen.
- Bei der **Untersuchung** fanden wir bei der inzwischen 30jährigen Patientin eine etwas druckdolente Schwellung der linken Wange über dem Kieferwinkel. Die Knochensubstanz des Unterkiefers war distal von 37 lingual und vestibulär verdickt. Die Alveole des extrahierten 38 war nicht verheilt, sondern mit einem grauroten Gewebe gefüllt (Abb. Fall 102 e). Das Röntgenbild zeigte eine umschriebene, leicht unscharf begrenzte, in der größten Ausdehnung 4,5 cm messende Aufhellung, die sich von der mesialen Wurzel des Zahnes 37 nach distal bis in die Höhe des Foramen mandibulae erstreckte und vom Vorderrand des aufsteigenden Astes bis nahe an die Außenkortikalis des Kieferwinkels reichte. Innerhalb dieser Aufhellung waren Knochenstrukturen erkennbar (Abb. Fall 102 d).
- Nach einer Probeexzision wurde durch histologische Untersuchung ein Osteosarkom diagnostiziert.
- **Kausale Therapie:**
- Unterkiefersegmentresektion mit Entfernung der angrenzenden Muskulatur und suprahyoidale Ausräumung.
- Postoperative Zytostatikatherapie mit Cisplatin und Adriamyzin.
- 15 Monate nach der Operation wurden Lungenmetastasen nachgewiesen. Die Patientin starb kurze Zeit danach.
- **Fehler bei der Vorbehandlung:**
- Die auf dem ersten Röntgenbild gefundene Aufhellung an den Wurzelspitzen der vitalen Zähne 37 und 38 hätte durch Osteotomie und Gewebeentnahme diagnostisch abgeklärt werden müssen. Im Anfangsstadium hätte der Tumor mit besserer Erfolgsaussicht beseitigt werden können.
- Auch das ständige Wachstum des Tumors, das auf späteren Aufnahmen deutlich erkennbar ist, war nicht Anlaß für eine Tumordiagnostik und -therapie.

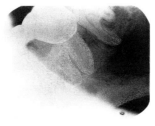

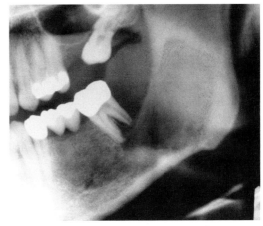

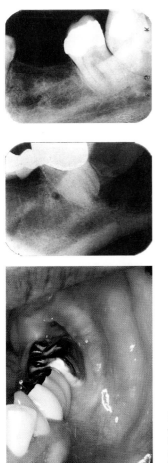

Fall 102: Dokumentation über das Wachstum eines 9 Jahre lang verkannten Osteosarkoms

a (oben li.): Zahnfilm 4 Jahre nach Extraktion von 35 und 36 vor Eingliederung einer Brücke. Der Tumor liegt weiter distal und ist hier nicht abgebildet

b (oben re.): Zahnfilm 3 Jahre nach Eingliederung der Brücke. Die vor 7 Jahren in der Panoramaschicht-aufnahme vorhandene Aufhellung distal der Wurzel 37 hat sich nach distal und kaudal ausgedehnt; die distale Begrenzung ist nicht erfaßt. Die distale Wurzel des Weisheitszahnes ist etwa zur Hälfte resorbiert

c (Mitte li.): Zahnfilm nach weiteren 3 Monaten. Der Weisheitszahn wurde vor 4 Monaten extrahiert. Der Knochendefekt hat sich gegenüber der letzten Aufnahme deutlich vergrö-ßert. Die distale Begrenzung ist vom Zahnfilm nicht erfaßt

d (Mitte re.): Ausschnitt aus Panoramaschichtaufnahme. Umschriebene leicht unscharf begrenzte Aufhellung, die sich von der mesialen Wurzel 37 bis zum Foramen mandibulae erstreckt und bis nahe an die Außenkortikalis des Kieferwinkels reicht

e (unten li.): Auftreibung des Unterkiefers. Distal des überkronten Brückenzahnes 37 er-kennt man die nicht abgeheilte Alveole des vor 6 Monaten extrahierten Weisheitszahnes

107

- Der Tumor hat sich so 9 Jahre lang weiter entwickeln können, so daß letztlich die verspätet einsetzende Therapie nicht mehr zum Erfolg geführt hat.

103: Diagnose: Knochensklerose nach abgelaufener sklerosierender Osteomyelitis, ausgehend von einer apikalen Parodontitis 36.
Differentialdiagnose: Osteomyelitis sicca, hartsubstanzbildene Tumoren, fibröse Dysplasie.
Therapie:
- Zur Verifizierung der Diagnose ist eine Probeentnahme von Knochen aus dem Sklerosierungsbereich erforderlich. Die histologische Untersuchung ergab eine grobspongiöse Knochenverdickung ohne Anzeichen für entzündliche Veränderungen. Ein Tumor konnte ausgeschlossen werden.
- Extraktion des Zahnes 36 mit Kürettage der Granulome.
- Weitere Kontrolluntersuchungen. Die Auftreibung des Unterkiefers bildete sich im Laufe der Zeit zurück.
- Kieferorthopädische Behandlung des Zahnengstandes.

104: Diagnose: Osteoradionekrose 3 Jahre nach Bestrahlung eines Unterlippenkarzinoms
Differentialdiagnose: Tumor.
Therapie:
- Probeentnahme von Knochen aus dem veränderten Bereich zur Verifizierung der Diagnose.
- Resektion des nekrotischen Unterkiefersegments.
- Unterkiefersegmentersatz durch ein Beckenkammtransplantat.
- Nach Einheilung des Transplantats Vestibulumerweiterung und Mundbodensenkung sowie prothetische Versorgung.

105: Diagnose: Hypoplasie des Mittelgesichts mit offenem Biß nach intrazerebraler Operation.
Therapie:
- Modellstudium und Modelloperation zur Ermittlung der optimalen Okklusion.
- *Le-Fort*-I-Osteotomie mit Vorverlagerung des Oberkiefers und Schluß des offenen Bisses.
- Miniplattenosteosynthese und Einlagerung von Rippenknochen im Bereich der Fossa canina (Abb. Fall 105 a bis c).
- Metallentfernung nach 3 Monaten.

106: Diagnose: Zusammengesetztes Odontom.
Differentialdiagnose: Exostose, Osteom.
Therapie:
- Operative Entfernung des Odontoms über einen intraoralen Zugang.
- Die histologische Untersuchung ergab ein zusammengesetztes Odontom.

107: Diagnose: Mandibuläre Prognathie mit offenem Biß im Seitenzahnbereich und zwangsinduziertem Vorbiß bei Okklusionsposition.
Therapie:
- Modellstudium zur Ermittlung der optimalen Unterkieferposition.
- *Dal-Pont*-Osteotomie mit Rückverlagerung des Unterkiefers.
- Fixation durch Schienenverbände.
- Nach Abheilung prothetische Versorgung mit Brücken im Ober- und Unterkiefer (Abb. Fall 107 a bis c).

108

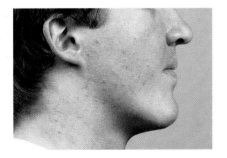
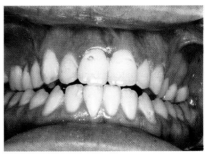
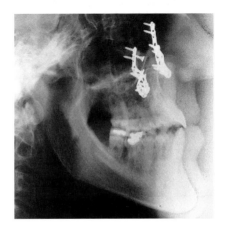

Abb. Fall 105 a und b (oben): Profil und
Okklusion nach Vorverlagerung des Oberkiefers und Schluß des offenen Bisses
c (re.): Fernröntgenaufnahme nach Miniplattenosteosynthese und Einlagerung von Rippenknochen

108: Diagnose: Akute Osteomyelitis, ausgehend von 37 mit perimandibulärem Abszeß
und *Vincent*-Symptom.
Therapie:
* Eröffnung des perimandibulären Abszesses durch extraorale Inzision und Abnahme
  von Eiter für bakteriologische Untersuchung und Antibiogramm.
* Antibiotikatherapie zunächst ungezielt (Kombination von Mezlocillin, Oxacillin,
  Metronidazol) nach Vorliegen des Antibiogramms gezielt.
* Nach 2 Wochen operative Behandlung mit Extraktion 36 und Dekortikation mit Ent-
  fernung von Sequestern. Einlegen einer Gentamicinkette, die nach einer Woche ent-
  fernt wurde.
* Postoperativ glatte Abheilung (Abb. Fall 108) und Regeneration des N. alveolaris
  inferior.

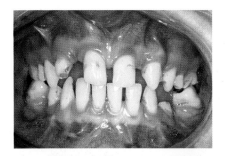

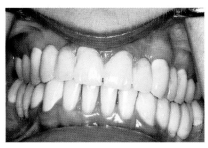

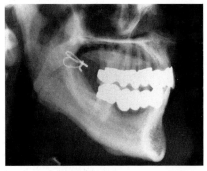

Abb. Fall 107 a (oben li.): Okklusion nach Rückverlagerung des Unterkiefers
b (oben re.): Situation nach Eingliederung von Brücken im Ober- und Unterkiefer
c (li.): Fernröntgenbild nach Rückverlagerung des Unterkiefers und Eingliederung von Brücken

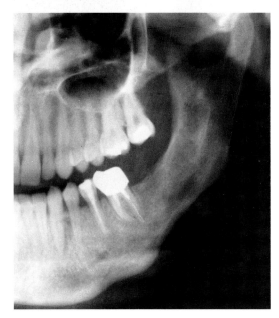

Abb. Fall 108: Nach einem Jahr weitgehende Knochenregeneration

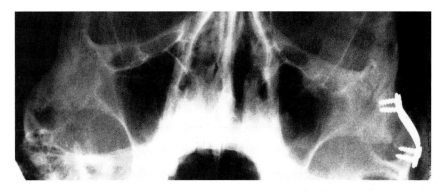

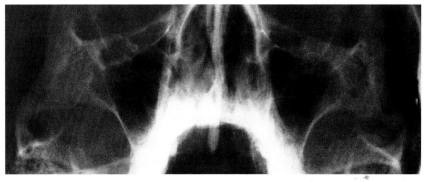

Abb. Fall 109 a (oben): Situation nach Reposition des Jochbogens und Miniplatten-osteosynthese
b (unten): Situation nach Metallentfernung

109: Diagnose: Fraktur des linken Jochbogens.
Therapie:
- Operative Reposition und Miniplattenosteosynthese (Abb. Fall 109 a).
- Metallentfernung nach 3 Monaten (Abb. Fall 109 b).

110: Diagnose: Radikuläre Zyste, ausgehend von 14.
Therapie:
- Eine primäre Zystektomie ist nicht angezeigt, weil die Gefahr einer Devitalisierung der vitalen Zähne 15 und 13 besteht.
- Es wird daher zunächst eine **Zystostomie** mit Wurzelspitzenresektion 14 durchgeführt.
- Der operative Zugang wird entweder von vestibulär oder von palatinal - jeweils von der knochenschwächeren Seite - vorgenommen.

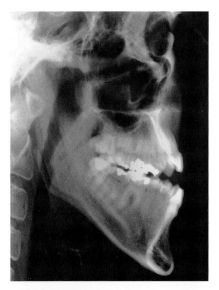
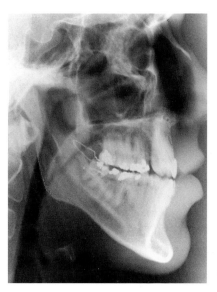

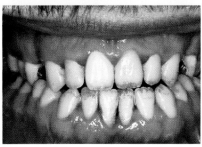

Abb. Fall 111 a (oben li.): Fernröntgenaufnahme vor der Operation mit offenem Biß und mandibulärer Prognathie
b (oben re.): Fernröntgenaufnahme nach dreiteilender Osteotomie im Oberkiefer sowie *Dal-Pont*-Osteotomie mit Rückverlagerung des Unterkiefers und Schluß des offenen Bisses
c (li.): Okklusion nach Abschluß der Behandlung

- In der Folgezeit kann damit gerechnet werden, daß sich im Bereich der Wurzelspitzen der vitalen Zähne 15 und 13 etwas Knochen ablagert und diese Zähne bei einer späteren Zystektomie nicht mehr devitalisiert werden.
- Nach frühestens 3 Monaten sollte eine **Zystektomie** erfolgen, weil im Oberkiefer mit einer kompletten Knochenregeneration, wie sie im Unterkiefer üblich ist, nicht gerechnet werden kann. Bei dieser Operation wird die Zystenhöhle mit einem Knochenersatzmaterial ausgefüllt.
- Vitalitätsprüfung der Nachbarzähne. Sollte eine Devitalisierung eingetreten sein, so ist eine Wurzelfüllung erforderlich.

111: Diagnose: Mandibuläre Prognathie mit offenem Biß im Frontzahn- und Prämolarenbereich.
Therapie:
- Modellstudium und Modelloperation, Anfertigung einer Verbandplatte für den Oberkiefer.
- Extraktion 14 und 24.

112

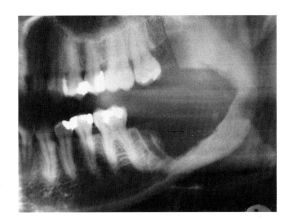

Abb. Fall 113: Situation nach Kastenresektion im Tumorbereich unter Belassung des Unterkieferrandes

- Dreiteilende Osteotomie im Oberkiefer. Fixation des Frontzahnsegments und der beiden Seitenzahnsegmente in der vorbereiteten Verbandplatte mit Jochbogenaufhängung.
- *Dal-Pont*-Osteotomie des Unterkiefers mit Rückverlagerung, Schienenverband im Unterkiefer, Einstellung in die vorgesehene Okklusion und intermaxilläre Fixation.
- Einlagerung von Rippenknochen in der Fossa canina auf beiden Seiten und Fixation mit Schrauben.
- Entfernung der intermaxillären Fixation, des Schienenverbandes und der Verbandplatte nach 6 Wochen.
- Metallentfernung nach 3 Monaten (Abb. Fall 111 b und c).

112: Diagnose: Hämatogene Metastasen eines Adenokarzinoms der Niere (Hypernephrom).
Differentialdiagnose: Andere Tumoren.
Eine Diagnose kann nur durch histologische Untersuchung von Exzisionsmaterial gestellt werden. In der Regel kann der Pathologe anhand des Gewebes aus einer Fernmetastase die Diagnose des Primärtumors stellen.
Therapie:
- Die Patientin wurde nach der histologischen Diagnostik an die Medizinische Klinik überwiesen. Dort wurde ein bisher unbekanntes Adenokarzinom der Niere gefunden.
- Eine kausale Therapie ist nach Fernmetastasierung nicht möglich. Weder Strahlenbehandlung noch Chemotherapie haben einen Einfluß auf das Tumorwachstum. Eine operative Entfernung der befallenen Niere ist nur erfolgversprechend, wenn noch keine Fernmetastasen vorliegen.

113: Diagnose: Ameloblastom, in einer Keratozyste entstanden.
Differentialdiagnose: Andere Tumoren.
Therapie:
- Aufgrund der Vordiagnose wurde eine Zystektomie vorgenommen. Die histologische Untersuchung ergab ein Ameloblastom, aus einer plattenepithelhaltigen Zyste hervorgegangen.

113

- Aufgrund dieser Diagnose wurde 4 Wochen später nach Extraktion des Zahnes 37 eine Kastenresektion unter Mitnahme des N. alveolaris inferior vorgenommen. Der Unterkieferrand wurde belassen (Abb. Fall 113).
- Kontrolluntersuchungen in der Tumorsprechstunde.
- Innerhalb von 2 Jahren fand eine Knochenregeneration im Resektionsbereich statt, so daß auf einen Aufbau des Alveolarfortsatzes verzichtet werden konnte.
- Prothetische Versorgung mit einer Brücke und einem distalen Anhänger.

114: Diagnose: Fraktur des Condylus mandibulae mit Luxation nach vorn.
Therapie:
- Eine Reposition und Fixation des kleinen Fragments ist nicht möglich. Aus diesem Grunde muß auf eine anatomisch exakte Wiederherstellung verzichtet werden.
- Es kommt hier nur eine funktionelle Therapie in Betracht mit dem Ziel, eine leidliche Funktion des Kiefergelenks zu erhalten und einer Bewegungseinschränkung oder Ankylose vorzubeugen. Hierzu gehören folgende Maßnahmen:
- Die noch vorhandenen Zähne 17, 16, 11, 12 und 42, 41, 31, 32, 33, 34 ermöglichen eine Aktivatorbehandlung, die eine Abweichung des Unterkiefers nach rechts verhindert und zum Einsetzen und Herausnehmen weite Mundöffnungen erforderlich macht.
- Zusätzlich sind Mundöffnungs- und -schließbewegungen sowie Seitwärtsbewegungen des Unterkiefers zur Vorbeugung einer Gelenkversteifung notwendig.
- Die Aktivatorbehandlung soll 4 bis 6 Wochen durchgeführt werden. Dabei können zwischenzeitlich auch die Prothesen getragen werden. Nach Ablauf dieser Zeit kann es sinnvoll sein, den Aktivator noch während der Nachtruhe einzusetzen.
- Kontrolluntersuchungen mit Beobachtung der Funktion sollten mindestens ein Jahr lang durchgeführt werden.

115: Diagnose: Osteosarkom im anterioren Unterkiefer.
Differentialdiagnose: Ossifizierendes Fibrom, hartsubstanzbildende odontogene Tumoren, fibröse Dysplasie.
Therapie:
- Verifizierung der Diagnose durch Probeentnahme von Tumorgewebe und histologische Untersuchung.
- Resektion des anterioren Unterkiefers.
- Primärer provisorischer Ersatz durch Rippenknochen. Fixation mit Rekonstruktionsplatte.
- Chemotherapie mit Zytostatika.
- Im Erwachsenenalter kann ein endgültiger Ersatz des anterioren Unterkiefers mit einem Beckenkammtransplantat erfolgen.

116: Diagnose: Durch Zystostomie voroperierte Keratozyste im linken Unterkiefer.
Differentialdiagnose: Ameloblastom, andere Tumoren.
Therapie:
- Zystektomie. Die histologische Untersuchung des Zystenbalges ergab eine Keratozyste.
- Füllung der Zystenhöhle mit Gelatineschwamm, Nahtverschluß.
- Gute Knochenregeneration nach einem Jahr (Abb. Fall 116).
- Weiterbeobachtung im Rahmen der Tumorsprechstunde.

114

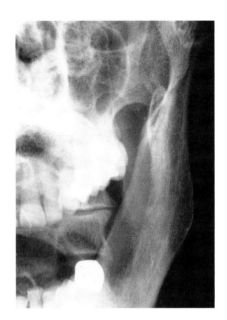

Abb. Fall 116: Gute Knochenregeneration
im ehemaligen Zystenbereich nach einem
Jahr

117: Diagnose: Solitäres Plasmozytom im anterioren Unterkiefer.
Differentialdiagnose: Ameloblastom, zentrales Riesenzellgranulom, nicht ossifizierendes Fibrom, desmoplastisches Fibrom.
Therapie:
- Histologische Verifizierung durch Probeexzision.
- Strahlentherapie prä- und postoperativ.
- Resektion des anterioren Unterkiefers.
- Provisorischer Kiefersatz durch Rippentransplantat. Fixation durch Rekonstruktions-platte.
- Chemotherapie mit Zytostatika.
- Kontrolluntersuchungen in der Tumorsprechstunde.
- Bei Rezidivfreiheit endgültiger Unterkieferersatz durch Beckenkammtransplantat und präprothetische und prothetische Maßnahmen.

118: Diagnose: Doppelseitige Unterkieferfraktur in den Kieferwinkelbereichen ohne Dislokation. Retention 38, der sich im Bruchspalt befindet.
Therapie:
- Operative Entfernung des im Bruchspalt stehenden retinierten Zahnes 38.
- Miniplattenosteosynthese im Bereich der Linea obliqua und des Alveolarfortsatzes auf beiden Seiten. Die Miniplatten werden mit monokortikalen Schrauben auf der Zugseite des Bruchspalts angebracht (Abb. Fall 118). Damit werden die Fragmente ausreichend stabilisiert.
- Metallentfernung nach 3 Monaten.

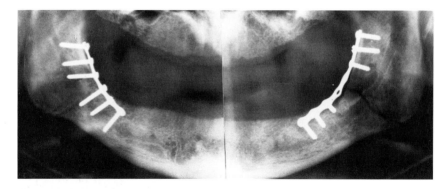

Abb. Fall 118: Röntgenbild nach beidseitiger Miniplattenosteosynthese mit monokortikalen Schrauben auf den Zugseiten der Bruchspalten

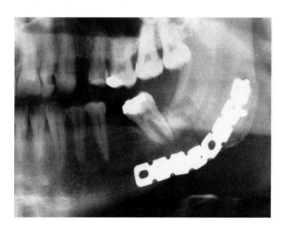

Abb. Fall 119: Röntgenbild nach Reposition des kleinen Fragments und Osteosynthese mit einer Rekonstruktionsplatte mit bikortikalen Schrauben

119: Diagnose: Dislozierte Unterkieferfraktur im Bereich des linken Kieferwinkels.
Therapie:
- Die Ruhigstellung des Unterkiefers mit Schienenverbänden und intermaxillärer Fixation konnte die Dislokation des kleinen Fragments nicht beseitigen. Aus diesem Grunde ist hier zusätzlich ein operatives Vorgehen erforderlich.
- Operative Reposition des kleinen Fragments und Fixation durch eine Rekonstruktionsplatte. Diese Platte wird auf der Druckseite des Frakturspalts angebracht. Damit der Bruchspalt auch auf des Zugseite stabil bleibt, müssen zur Fixation der Platte bikortikale Schrauben verwendet werden (Abb. Fall 119).
- Nach der Operation können die Schienenverbände und die intermaxilläre Fixation entfernt werden.
- Metallentfernung nach 3 Monaten.

116

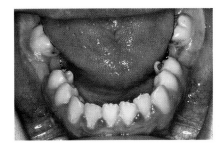
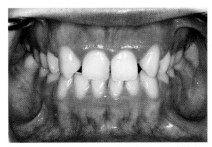
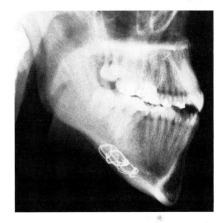

Abb. Fall 120 a (oben li.): Situation nach der Zungenverkleinerung und Extraktion der Zähne 46 und 36 als Voroperation b und c (oben re. und unten re.): Okklusion und Fernröntgenaufnahme nach Ostektomie *(Dingman)*

120: Diagnose: Mandibuläre Prognathie mit Makroglossie.
Wahrscheinlich ist die Makroglossie die Ursache für die mandibuläre Prognathie.
Therapie:
- Modellstudium und Modelloperation. In diesem Fall soll eine Ostektomie in den horizontalen Ästen vorgenommen werden.
- Damit es nach der Rückverlagerung des Unterkiefers nicht zu einem Rezidiv kommt, ist eine Zungenverkleinerung als Voroperation erforderlich. Zusätzlich Extraktion 46 und 36 während der Voroperation (Abb. Fall 120 a).
- Ostektomie in den Zahnlücken 46 und 36 unter Erhaltung des N. alveolaris inferior.
- Rückverlagerung des Unterkiefers und Fixation durch Schienenverband und intermaxilläre Fixation.
- Drahtnähte an den Osteotomiestellen.
- Entfernung der intermaxillären Fixation und der Schienenverbände nach 6 Wochen (Abb. Fall 120 b und c).
- Alternative: Plattenosteosynthesen und Entfernung der intermaxillären Fixation am Ende der Operation.

121: Diagnose: Fibrosarkom des rechten Unterkiefers (primär als nicht ossifizierendes Fibrom mit Proliferationstendenz diagnostiziert).
Differentialdiagnose: Desmoplastisches Fibrom, eosinophiles Granulom, zentrales Karzinom, andere Sarkome, hämatogene Fernmetastase.

117

Therapie:
- Die histologische Untersuchung von Probeexzisionsmaterial ergab ein nicht ossifizierendes Fibrom mit Proliferationstendenz.
- Aufgrund dieses Befundes wurde eine Unterkiefersegmentresektion vorgenommen. Die Resektionsränder waren frei von Tumorgewebe.
- Nach 3 Monaten Unterkieferersatz mit Beckenkammknochen, Fixation mit Rekonstruktionsplatte.
- Metallentfernung nach 5 Monaten, dabei Probeexzision aus der Region der Schneidezähne. Histologische Diagnose: Fibrosarkom.
- Sofortige Kinnresektion von der Transplantatmitte bis Region 35. Primärer provisorischer Kinnersatz mit einem Rippentransplantat. Die Resektionsränder waren wiederum tumorfrei.
- Nach weiteren 9 Monaten trat das Fibrosarkom im linken aufsteigenden Unterkieferast auf, der ebenfalls entfernt wurde.
- Es folgten dann noch weitere Rezidive an der Schädelbasis, die nicht mehr operativ beherrscht werden konnten. Da Fibrosarkome strahlenresistent sind und auch auf Zytostatika nicht reagieren, waren damit die therapeutischen Möglichkeiten erschöpft. Die Patientin starb schließlich 3 ½ Jahre nach Beginn ihres Tumorleidens.

122: Diagnose: Trümmerfraktur des rechten Jochbeins ohne Dislokation.
Therapie:
- Da eine Dislokation fehlt und der N. infraorbitalis intakt ist, ist eine operative Revision nicht erforderlich.
- Weiche Kost zur Vermeidung einer Dislokation durch Muskelzug.
- Röntgenkontrollen nach einer Woche und nach einem Monat.

123: Diagnose: Zentrales adenoid-zystisches Karzinom im aufsteigenden Unterkieferast. Das adenoid-zystische Karzinom ist ein maligner Speicheldrüsentumor. Im Kieferknochen können zentrale Speicheldrüsentumoren vorkommen. Ausgangspunkt solcher Tumoren ist offensichtlich versprengtes Speicheldrüsengewebe.
Differentialdiagnose: Ameloblastom, andere zentrale Tumoren.
Therapie:
- Verifizierung des Diagnose durch Probeentnahme und histologische Untersuchung, gegebenenfalls im Schnellschnittverfahren.
- Resektion des aufsteigenden Unterkieferastes mit der darüber gelegenen Schleimhaut und den angrenzenden Weichteilen.
- Obgleich die regionären Lymphknoten nicht vergrößert sind, ist eine neck dissection im Hinblick auf die Tumorgröße erforderlich.
- Bei Rezidivfreiheit Ersatz des Unterkiefers durch ein Beckenkammtransplantat.

124: Diagnose: Multiple Keratozysten im Unter- und Oberkiefer (wahrscheinlich *Gorlin-Goltz*-Syndrom).
Bei der Mutter bestand ein *Gorlin-Goltz*-Syndrom (Basalzellnävus-Syndrom). Bei dieser autosomal dominant vererbten Erkrankung kommen nävoide Basaliome kombiniert mit Keratozysten im Ober- und Unterkiefer vor. Bei der Tochter sind Hauttumoren, die in der Regel zwischen der Pubertät und dem 35. Lebensjahr auftreten, bisher nicht in Erscheinung getreten. Trotzdem muß damit gerechnet werden, daß auch bei der Tochter ein *Gorlin-Goltz*-Syndrom vorliegt.
Differentialdiagnose: Ameloblastom, andere Tumoren.
Therapie:
- Zystektomie der beiden Unterkieferzysten.

118

- Füllung der Zystenhöhlen mit Gelatineschwamm.
- Zystektomie der Oberkieferzyste mit Entfernung des retinierten 18.
- Vereinigung der Zystenhöhle mit der Kieferhöhle, Anlegen eines Fensters im unteren Nasengang (Zystenoperation nach *Wassmund*).
- Kontrolluntersuchungen in der Tumorsprechstunde.

125: Diagnose: Wahrscheinlich periapikale Zementdysplasie.
Differentialdiagnose: Zementoblastom, Odontom, Osteom.
Therapie:
- Die Veränderung ist offensichtlich ausgereift und wird sich vermutlich nicht mehr verändern. Aus diesem Grunde besteht keine unmittelbare Indikation für eine operative Entfernung, die immer zusammen mit dem Prämolaren 45 erfolgen müßte.
- Angezeigt sind Röntgenkontrollen nach 3 und 12 Monaten sowie nach 2 Jahren. Ergeben sich währen dieser Zeit keine Veränderungen, so ist die Entfernung nicht erforderlich.
- Wenn der Prämolar 45 später extraktionsreif wird, so sollte gleichzeitig mit dessen Extraktion auch die Zementdysplasie operativ entfernt werden.

126: Diagnose: Mandibuläre Prognathie bei zahnlosem Oberkiefer und anteriorem Restgebiß im Unterkiefer.
Therapie:
- Modellstudium und Modelloperation: Es soll eine Ostektomie in den horizontalen Ästen vorgenommen werden. Anfertigung eines Bißschlüssels.
- Ostesynthese in den horizontalen Ästen nach *Dingman* unter Erhaltung der Kontinuität der Gefäß-Nerven-Bündel.
- Einsetzen der Oberkieferprothese und Fixation durch Jochbogenaufhängung.
- Rückverlagerung des Unterkiefers in die durch den Bißschlüssel vorgegebene Position.
- Osteosynthese der Unterkieferfragmente mit Osteosyntheseplatten (Abb. Fall 126 a).
- Entfernung der Jochbogendrähte. Die Oberkieferprothese kann - am besten zusammen mit einer Verbandplatte oder einer provisorischen Prothese für den Unterkiefer - während der Heilungsphase getragen werden.
- Metallentfernung nach 3 Monaten.
- Endgültige Versorgung mit neuen Prothesen (Abb. Fall 126 b bis d).

127: Diagnose: *Ewing*-Sarkom des Unterkiefers.
Der seltene Tumor kommt ausschließlich bei Jugendlichen vor. Er entsteht im Knochen, es ist nicht bekannt, aus welchen Stammzellen. Das Tumorgewebe durchbricht den Knochen und dringt in die Weichteile ein. Reaktive (nicht tumoreigene) Knochenbildung ist möglich. Vorwiegend hämatogene Metastasierung.
Differentialdiagnose: Fibrosarkom und andere Tumoren.
Therapie:
- Zur Verifizierung der Diagnose Probeentnahme von Tumorgewebe für eine histologische Untersuchung.
- Vorbestrahlung.
- Unterkiefer-Kinn-Resektion unter Mitnahme der angrenzenden Weichteile.
- Provisorischer Unterkieferersatz mit einem Rippentransplantat.
- Nachbestrahlung.
- Zusätzlich Chemotherapie.
- Die Prognose ist bei der hochgradigen Malignität des Tumors nicht gut.

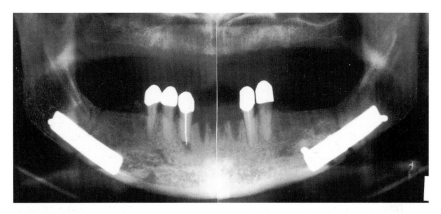

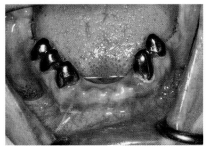

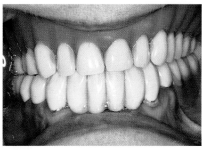

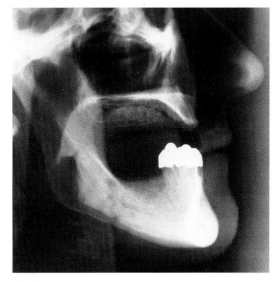

Abb. Fall 126 a (oben): Röntgenbild nach Ostektomie in den horizontalen Ästen, Rückverlagerung des Unterkiefers und Osteosynthesen mit Zuggurtungsplatten. Die unteren Schneidezähne wurden entfernt. Mit der prothetischen Versorgung wurde begonnen

b und c (Mitte): Situation nach endgültiger prothetischer Versorgung

d (unten): Fernröntgenaufnahme nach Entfernung der Osteosyntheseplatten

128: Diagnose: Zentrales Myxom im linken Oberkiefer.
Das Myxom ist eine gutartige schleimbildende Geschwulst.
Differentialdiagnose: Histiozytom, andere Tumoren.
Therapie:
- Verifizierung der Diagnose durch Probeexzision, gegebenenfalls Schnellschnittdiagnose.
- Oberkieferteilresektion mit Mund-Nasen-Verbindung.
- Eingliederung einer vorbereiteten Verbandplatte.
- Nach Abheilung Eingliederung einer Resektionsprothese.
- Verschluß des Defekts durch einen mikrochirurgisch eingelagerten Weichteillappen.
- Ersatz des knöchernen Oberkiefers durch ein Beckenkammtransplantat.
- Vestibulum- und Tuberplastik.
- Prothetische Versorgung.

129: Diagnose: Ameloblastisches Fibro-Odontom mit Verdrängung des verlagerten Prämolaren 34.
Differentialdiagnose: Ossifizierendes Fibrom, andere hartsubstanzbildende Tumoren.
Therapie:
- Verifizierung der Diagnose durch Probeentnahme von Gewebe zur histologischen Untersuchung, gegebenenfalls als Schnellschnittuntersuchung.
- Segmentresektion des tumortragenden Unterkieferabschnitts.
- Primärer oder sekundärer Unterkieferersatz durch Beckenkammknochen.
- Vestibulumerweiterung und Mundbodensenkung.
- Prothetischer Ersatz der fehlenden Zähne, gegebenenfalls Dentalimplantate.

130: Diagnose: Keratozyste im rechten Unterkiefer mit verdrängtem 48. Follikuläre Zyste, ausgehend von 18.
Differentialdiagnose: Ameloblastom, andere Tumoren.
Therapie:
- Zystektomie der Unterkieferzyste mit Entfernung des verlagerten 48 und Resektion des Überschusses am Unterkieferrand. Der N. alveolaris inferior kann dabei erhalten werden. Eine mögliche Devitalisierung der Zähne 47, 46 muß gegebenenfalls in Kauf genommen werden
- Füllung der Zystenhöhle mit Gelatineschwamm.
- Zystostomie der Oberkieferzyste über die Kieferhöhle. Entfernung des verlagerten 18.
- Vereinigung der Zystenhöhle mit der Kieferhöhle. Anlegen eines Fensters im unteren Nasengang.
- Kontrolluntersuchungen im Rahmen der Tumorsprechstunde. Bei einem Rezidiv der Keratozyste ist gegebenenfalls eine Kieferresektion erforderlich.

Literatur

Gesamtübersichten und weiterführende Literatur

Andrä, A., Naumann, G.: Odontogene pxogene Infektionen. Barth, Leipzig 1991
Andreasen. J. O.: Traumatic injuries of the teeth. Munksgaard, Copenhagen, W. B. Saunders, Philadelphia – London – Toronto 1981
Andreasen, J. O.: Traumatologie der Zähne. Schlütersche Verlagsanstalt, Hannover 1989
Arnold, W. J., Laissue, J. A., Friedmann, I., Naumann, H. H. (Hrsg.): Diseases of the head and neck. Thieme, Stuttgart 1987
Becker, R., Morgenroth, K.: Pathologie der Mundhöhle. 2. Aufl., Thieme, Stuttgart 1986
Deutsche Krebshilfe, Forum Medizin (Hrsg.): Früherkennung von Neubildungen im Kiefer-Gesichtsbereich durch den praktizierenden Zahnarzt. Verlagsgesellschaft, Gräfelfing 1991
Düker, J.: Röntgendiagnostik mit der Panoramaschichtaufnahme. Hüthig Buch Verlag GmbH, Heidelberg 1992
Epker, B. N., Wolford, L. M.: Dentofacial Deformities. C. V. Mosby Co., St. Louis – Toronto – London 1980
Frenkel, G.: Präprothetische Chirurgie. Hanser, München – Wien 1982
Frenkel, G., Aderholt, L., Lambrecht, J. Th., Leilich, G., Raetzke, P.: Die ambulante Chirurgie des Zahnarztes. 2. Aufl., Hanser, München – Wien 1997
Härle, F.: Atlas der präprothetischen Operationen. Hanser, München – Wien 1989
Hausamen, J.-E., Machtens, E., Reuther, J. (Hrsg.): Mund-, Kiefer- und Gesichtschirurgie. Springer, Heidelberg 1995
Horch, H.-H.: Laser-Osteotomie und Anwendungsmöglichkeiten des Lasers in der oralen Weichteilchirurgie. Eine experimentelle und klinische Studie. Quintessenz Verlags GmbH, Berlin, 1983
Horch, H. H. (Hrsg.): Zahnärztliche Chirurgie. 3. Aufl. In Diedrich, P., Heidemann, D., Horch, H.-H., Koeck, B. (Hrsg.): Praxis der Zahnheilkunde, Bd. 9, Urban & Schwarzenberg, München – Wien – Baltimore 1995
Horch, H.-H. (Hrsg.): Mund-Kiefer-Gesichtschirurgie I. 3. Aufl. In: Diedrich, P., Heidemann, D., Horch, H.-H., Koeck, B. (Hrsg.): Praxis der Zahnheilkunde, Bd. !0/I, Urban & Schwarzenberg, München – Wien – Baltimore 1997
Horch, H.-H. (Hrsg.): Mund-Kiefer-Gesichtschirurgie II. 3. Aufl. In: Diedrich, P., Heidemann, D., Horch, H.-H., Koeck, B. (Hrsg.): Praxis der Zahnheilkunde, Bd. 10/II, Urban & Schwarzenberg, München – Wien – Baltimore 1998
Howe, G. L.: Minor oral surgery. Wright, Bristol 1985
Klammt, J.: Zysten des Kieferknochens. Barth, Leipzig 1976
Krüger, E.: Lehrbuch der chirurgischen Zahn-, Mund- und Kieferheilkunde Bd. 1: Allge-

meine Diagnostik, Entzündungen, Zysten, Osteopathien, Kieferhöhlen-erkrankungen. 7. Auflage, Quintessenz Verlags GmbH, Berlin 1993

Krüger, E.: Lehrbuch der chirurgischen Zahn-, Mund- und Kieferheilkunde Bd. 2: Erkrankungen der Speicheldrüsen, des Kiefergelenks, der peripheren Nerven, Mundschleimhauterkrankungen, Frakturen und Verletzungen, Fehlbildungen, Dysgnathien, Hyperplasien und Tumoren, präprothetische Chirurgie. 7. Auflage, Quintessenz Verlags GmbH, Berlin 1993

Krüger, E. (Hrsg.): Operationslehre für Zahnärzte. 8. Auflage, Quintessenz Verlags GmbH, Berlin 1993

Krüger, E.: Farbatlas der dento-alveolären Chirurgie. Hüthig, Heidelberg 1997

Krüger, E., Schilli, W. (Hrsg.): Oral and maxillofacial traumatology. Vol. 1, Quintessence Publishing Co., Inc., Chicago – Berlin 1982

Krüger, E., Schilli, W. (Hrsg.): Oral and maxillofacial traumatology. Vol. 2, Quintessence Publishing Co., Inc., Chicago – Berlin 1986

Makek, M.: Clinical pathology of fibro-osteo-cemental lesions in the cranio-facial and jaw bones. Karger, Basel 1983

Mittermayer, Ch.: Oralpathologie. Schattauer, Stuttgart – New York 1984

Neville, B. W., Damm, D. D., Allen, C. M., Bouquot, J. E.: Oral and maxillofacial pathology. Saunders, Philadelphia 1995

Osborn, J. F.: Implantatwerkstoff Hydroxylapatitkeramik. Quintessenz Verlags GmbH, Berlin 1985

Pindborg, J. J., Hjorting-Hansen, E.: Atlas of the Diseases of the jaws. Munksgaard, Copenhagen, W. B. Saunders Co., Philadelphia – London – Toronto 1974

Prein, J., Remagen, W., Spiessl, B., Uehlinger, E.: Tumoren des Gesichtsschädels. Springer, Berlin – Heidelberg – New York – Tokyo 1985

Riede, U. N., Wehner, H. (Hrsg.) : Allgemeine und spezielle Pathologie. Thieme, Stuttgart – New York 1986

Rowe, N. L., Williams, J. Ll.: Maxillofacial injuries Churchill Livingstone, Edinburgh – New York, Vol. I und II 1985

Rout, P. G. J., Browne, R. M.: Oral Radiology. Mosby – Wolfe, London 1997

Sailer, F., Pajarola, G. F.: Orale Chirurgie. In Rateitschak, K. H. und Wolf, H. F. (Hrsg.): Farbatlanten der Zahnmedizin, Bd. 11, Thieme, Stuttgart – New York 1996

Schilli, W., Krekeler, G.: Der verlagerte Zahn. Quintessenz Verlags GmbH, Berlin 1984

Schuchardt, K. (Hrsg.): Fortschritte der Kiefer- und Gesichts-Chirurgie. Bd. 14: Diagnose und Therapie mesenchymaler Tumoren und Hyperplasien des Mund-, Kiefer- und Gesichtsbereiches. Thieme, Stuttgart 1970

Schuchardt, K. (Hrsg.): Fortschritte der Kiefer- und Gesichts-Chirurgie. Bd. 15: Speicheldrüsentumoren. Zentrale Kiefertumoren. Thieme, Stuttgart 1972

Schuchardt, K., Stellmach, R. (Hrsg.): Fortschritte der Kiefer- und Gesichts-Chirurgie. Bd. 18: Orthopädische Chirurgie im Kiefer-Gesichts-Bereich. Thieme, Stuttgart 1974

Schuchardt, K., Spiessl, B. (Hrsg.): Fortschritte der Kiefer- und Gesichts-Chirurgie. Bd. 19: Die operative Behandlung der Verletzungen des Gesichtsschädels. Thieme, Stuttgart 1975

Schuchardt, K., Pfeifer, G., Schwenzer N. (Hrsg.): Fortschritte der Kiefer- und Gesichts-Chirurgie. Bd. 21: Grundlagen, Entwicklung und Fortschritte der Mund-, Kiefer- und Gesichts-Chirurgie. Thieme, Stuttgart 1976

Schuchardt, K., Becker, R., Schwenzer, N. (Hrsg.): Fortschritte der Kiefer- und Gesichts-Chirurgie. Bd. 22: Periorbitale Chirurgie. Anomalien, Krankheiten und Geschwülste der Gefäße. Thieme, Stuttgart 1977

Schuchardt, K., Schilli, W., Schwenzer, N. (Hrsg.): Fortschritte der Kiefer- und Gesichts-Chirurgie. Bd. 23: Wiederherstellung von Form und Funktion bei Gesichtsdefekten. Thieme, Stuttgart 1978

123

Schuchardt, K., Schwenzer, N. (Hrsg.): Fortschritte der Kiefer- und Gesichts-Chirurgie. Bd. 25:Erkrankungen des Kiefergelenks. Thieme Stuttgart 1980

Schuchardt, K., Schwenzer, N. (Hrsg.): Fortschritte der Kiefer- und Gesichts-Chirurgie. Bd. 26: Korrektive Chirurgie der Skelettanomalien. Thieme, Stuttgart 1981

Schuchardt, K., Pfeifer, G., Schwenzer, N. (Hrsg.): Fortschritte der Kiefer- und Gesichts-Chirurgie. Bd. 29: Septische Mund-Kiefer-Gesichts-Chirurgie. Thieme, Stuttgart 1984

Schuchardt, K., Pfeifer, G., Schwenzer, N. (Hrsg.): Fortschritte der Kiefer- und Gesichts-Chirurgie. Bd. 31: Knochentumoren und Systemerkrankungen im Kiefer-Gesichts-Bereich. Thieme, Stuttgart 1986

Schuchardt, K., Schwenzer, N., Pfeifer, G. (Hrsg.): Fortschritte der Kiefer- und Gesichts-Chirurgie. Bd. 36: Traumatologie des Mittelgesichts. Thieme, Stuttgart 1992

Schuchardt, K., Schwenzer, N. (Hrsg.): Fortschritte der Kiefer- und Gesichts-Chirurgie. Bd. 38: Die Osteoplastik bei Lippen-Kiefer-Gaumen-Spalten. Laser in der Mund-Kiefer-Gesichts-Chirurgie. Thieme, Stuttgart 1993

Schuchardt, K., Schwenzer, N. (Hrsg.): Fortschritte der Kiefer- und Gesichts-Chirurgie. Bd. 39: Rekonstruktion des Gesichts-Skeletts. Thieme, Stuttgart 1994

Schuchardt, K., Schwenzer, N. (Hrsg.): Fortschritte der Kiefer- und Gesichts-Chirurgie. Bd. 40: Die bimaxilläre Osteotomie bei skelettalen Dysgnathien. Dentoalveoläre Chirurgie. Thieme, Stuttgart 1995

Schwenzer, N., Grimm, G. (Hrsg.): Allgemeine Chirurgie, Entzündungen, Mundschleimhauterkrankungen, Röntgenologie. In: Schwenzer, N., Grimm G. (Hrsg.): Zahn-Mund-Kiefer-Heilkunde. Bd. 1, 2. Aufl., Thieme, Stuttgart 1988

Schwenzer, N., Grimm, G. (Hrsg.): Spezielle Chirurgie. In: Schwenzer, N., Grimm, G. (Hrsg.): Zahn-Mund-Kiefer-Heilkunde. Bd. 2, 2. Aufl., Thieme, Stuttgart 1990

Spiessl, B.: Osteosynthese des Unterkiefers. Springer, Berlin – Heidelberg 1988

Steinhäuser, E., Janson, I.: Kieferorthopädische Chirurgie. Band 1 und 2, Quintessenz Verlags GmbH, Berlin 1988 und 1994

van der Waal, I., van der Kwast, W. A. M.: Oralpathologie für Zahnärzte. Quintessenz Verlags-GmbH, Berlin, 1987

Wassmund, M.: Lehrbuch der praktischen Chirurgie des Mundes und der Kiefer. Bd. 1. Barth, Leipzig 1935

Wassmund, M.: Lehrbuch der praktischen Chirurgie des Mundes und der Kiefer. Bd. 2. Barth, Leipzig 1939

Watzek, G., Matejka, M.: Erkrankungen der Kieferhöhle. Springer, Berlin – Heidelberg 1986

Winter, G. B.: Impact mandibular third molar. American Medical Book Co. St. Louis 1926

Einzeldarstellungen

Anderson, D. C.: Paget's disease. In: Mundy, G. R., Martin, T. J. (Hrsg.): Physiology and pharmacology of bone. Springer, Berlin – Heidelberg – New York 1993

Appel, T., Niederhagen, B., Braumann, R., Reich, R. H.: Die hohe Kondylektomie zur Ausschaltung überschießenden Wachstums bei der kondylären Hyperplasie. Mund Kiefer Gesichtschir 1 Suppl 1: 138 (1997)

Baar, J., Burkes, R. L., Bell, R., Blackstein, M. E., Fernandes, B., Langer,F.: Primary Non-Hodgkins's lymphoma of bone. A clinicopathologic study. Cancer 73: 1194 (1994)

Baart, J. A., van der Kwast, W. A. M.: Fractures and luxations of teeth and the alveolar process. In Krüger, E., Schilli, W. (Hrsg.): Oral and maxillofacial traumatology. Bd. 1, S. 173. Quintessence Publishing Co., Chicago – Berlin 1982

Basu, M. K., Matthews, J. B., Sear, A. J., Browne, R. M.: Calcifying epithelial odontogenic tumor: a case showing features of malignancy. J Oral Pathol 13: 310 (1984)

Bauer, G., Donath. K., Dumbach, J., Sitzmann, F., Spitzer, W. J.: Vergleich verschiedener Ca-Phosphat-Keramiken zum Knochenersatz. Z Zahnärztl Implantol 3: 101 (1987)

Bauer, G., Donath, K., Dumbach, J., Kroha, E. Sitzmann, F., Spitzer, W. J.: Reaktion des Knochens auf Kalziumphosphatkeramiken unterschiedlicher Zusammensetzungen. Z Zahnärztl Implantol 5: 263 (1989)

Baumhäckel, D., Pape, H.-D.: Zur Topographie des Vestibulum oris nach plastischer Dekkung mit einem vestibulär gestielten Schleimhaut-Periostlappen. Dtsch Zahnärztl Z 35: 1017 (1980)

Baurmash, H. D.: Marsupialization for treatment of ranula: a second look at the procedure. J Oral Maxillofac Surg 50: 1274 (1992)

Berthold, H., Burkhardt, A.: Nichtdentogene Kieferzysten. Schweiz Monatsschr Zahnmed 99: 1174 (1989)

Biggs, J. T., Benenati, F. W.: Surgically treating a benign cementoblastoma while retaining the involved tooth. J Am Dent Assoc 126: 1011 (1995)

Bohm, P., Krober, S., Greschniok, A., Laniado, M., Kaiserling, E.: Desmoplastic fibroma of the bone. A report of two patients, review of the literature, and therapeutic implications. Cancer 78: 1011 (1996)

Brandt, M., Lehmann, W.: Häufigkeit und Rezidivneigung der solitären Knochenzyste. Dtsch Zahnärztl Z 40: 566 (1985)

Buser, D., Berthold, H.: Knochendefektfüllung im Kieferbereich mit Kollagenvlies. Dtsch Z Mund Kiefer GesichtsChir. 10: 191 (1986)

Califano, L., Maremonti, P., Boscaino, A., De Rosa, G., Giardino, C.: Peripheral ameloblastoma: report of a case with malignant aspect. Br J Oral Maxillofac Surg 34: 240 (1996)

Chomette, G., Auriol, M., Guilbert, F., Delcourt, A.: Ameloblastic fibrosarcoma of the jaws. Path Res Pract 178: 40 (1983)

Chuchurru, J. A., Luberti, R., Cornicelli, J. C., Dominguez, F. V.: Myxoma of the mandible with unusual radiographic appearance. J Oral Maxillofac Surg 43: 987 (1985)

Dallera, P. Bertoni, F., Marchetti, C., Baccini, P., Campobassi, A.: Ameloblastic fibrosarcoma of the jaw: report of five cases. J Craniomaxillofac Surg. 22: 349 (1994)

Davies, T. M., Lewis, D. H., Gillbe, G. V.: The surgical and orthodontic management of unerupted teeth in cleidocranial dysostosis. Br J Orthod 14: 43 (1987)

DeRemee, R. A., McDonald, T. J., Weiland, L. H.: Aspekte zur Therapie und Verlaufsbeobachtungen der *Wegener*schen Granulomatose. Med Welt 38: 470 (1987)

Dickmeiß, B., Hauenstein, H., Schettler, D.: Knochendefektfüllung mit Humanfibrinkonzenrat bei großen Kieferzysten. Dtsch Zahnärztl Z 40: 653 (1985)

Dielert, E., Fischer-Brandies, E.: Zum Vorgehen bei statischen Knochenhöhlen. Dtsch Zahnärztl Z 40: 579 (1985)

Donath, K.: Diagnose, Differentialdiagnose und Prognose odontogener Kieferzysten. Pathol. 1: 63 (1980)

Donath, K.: WHO-Klassifikation der odontogenen Zysten. Dtsch Z Mund Kiefer GesichtsChir 4: 191 (1980)

Donath, K.: Odontogene und nichtodontogene Kieferzysten. Dtsch Zahnärztl Z 40: 502 (1985)

Donath, K.: Der Einbau von Knochenersatzmaterialien im Kieferknochen – Morphologische Befunde. Dtsch Zahnärztl Z 43: 16 (1988)

Duncan, W. K., Post, A. C., McCoy, B. P.: Eosinophilic granuloma. Oral Surg 65: 736 (1988)

Ehrenfeld, M., Cornelius, C. P., Oswald, J., Riediger, D., Schwenzer, N., Altenmüller, A., Schmelzle, R.: Ergebnisse und Komplikationen der Kieferhöhlenoperation. Dtsch Zahnärztl Z 43: 1305 (1988

Ehrenfeld, M., Riediger, D., Gärtner, H. V., Tiletzek, K.: Unerwünschte Nebenwirkungen bei der Implantation von Gelatineschwämmen zur Füllung von Knochendefekten. Klinische und experimentelle Befunde. Dtsch Z Mund Kiefer GesichtsChir. 8: 383 (1984)

Eichhorn, W., Gehrke, G., Schwenzer, N., Kaiserling, E.: Die Keratozyste der Kieferhöhle. Dtsch Zahnärztl Z 43: 1282 (1988)

Elzay, R. P.: Primary intraosseous carcinoma of the jaws. Oral Surg Oral Med Oral Pathol 54: 299 (1982)

Ewers, R., Härle, F.: Die expektativ therapeutische Entfernung der Keratozysten. Dtsch Zahnärztl Z 40: 626 (1985)

Farmand, M.: Indikation und Ergebnisse der Marsupialisation großer Zysten. Dtsch Zahnärztl Z 40: 645 (1985)

Fenner, R., Tetsch, P.: Sensibilität und Mobilität von Zähnen nach Zystenoperationen. Dtsch Zahnärztl Z 40: 631 (1985)

Fischer-Brandies, E., Dielert, E.: Ein Beitrag zur Diagnostik und Therapie solitärer Knochenzysten. Dtsch Zahnärztl Z 40: 570 (1985)

Fowler, C. B., Brannon R.B.: The paradental cyst: a clinicopatholigic study of six cases and review of the literature. J Oral Maxillofac Surg 47: 243 (1989)

Gundlach, K. K. H.: Die fibröse Dysplasie des Knochens im Mund-Kiefer-Gesichtsbereich. Dtsch Z Mund Kiefer GesichtsChir 10: 235 (1986)

Handlers, J. P., Abrams, A. M., Melrose, R. J., Danforth, R.: Central odontogenic fibroma: Clinicopathologic features of 19 cases and review of literature. J Oral Maxillofac Surg 49: 46 (1991)

Hardt, N., Paulus, G. W.: Langzeiterfahrungen mit autologen Schleimhauttransplantaten bei Vestibulumplastiken im Oberkiefer. Schweiz Monatsschr Zahnmed 93: 1129 (1983)

Hartmann, K. S.: Histiocytosis X: A review of 114 cases with oral involvement. Oral Surg 49: 38 (1980)

Harzer, W., Seifert, D., Mahdi, V.: Die kieferorthopädische Einordnung retinierter Eckzähne unter besonderer Berücksichtigung des Behandlungsalters, der Angulation und der dynamischen Okklusion. Fortschr Kieferorthop 55: 47 (1994)

Häußler, F., Maier, K. H.: Indikation und Erfahrungen der chirurgischen Zahnerhaltung durch transdentale Fixation. Dtsch Zahnärztl Z 42: 290 (1987)

Hoffmeister, B., Beigel, A., Groß, W. L: Die *Wegener*sche Granulomatose der Mundschleimhaut. Dtsch Zahnärztl Z 48: 24 (1993)

Horch, H.-H.: Die Laser-Chirurgie im Mund-Kiefer-Gesichtsbereich. Zahnärztl Mitt 75: 2554 (1985)

Horch, H.-H., Köster, K.: Resorbierbare Kalziumphhosphatkeramik zur Füllung enoraler Knochendefekte. Eine neue Methode zur Behandlung großer Kieferzysten? Dtsch Z Mund Kiefer Gesichtschir 7: 143 (1983)

Inwards, C. Y., Unni, K. K., Beabout, J. W., Sim, F. H.: Desmoplastic fibroma of bone . Cancer 68: 1978 (1991)

Jend-Rossmann, I.: Zur Symptomatik und Differentialdiagnose von Pseudozysten im Kieferbereich. Dtsch Zahnärztl Z 40: 562 (1985)

Joos, U.: Die Knochenregeneration nach Zystenoperationen. Dtsch Zahnärztl Z 40: 661 (1985)

Kaugars, G. E., Niamtu, J. D., Svirsky, J. A.: Cherubism: Diagnosis, treatment, and comparison with central giant cell granulomas and giant cell tumors. Oral Surg Oral Med Oral Pathol 73: 369 (1992)

Keller, U., Mohr, W.: Zur klinischen und histologischen Problematik des eosinophilen Granuloms. Dtsch Z Mund Kiefer GesichtsChir 10: 174 (1986)

Kent, J. N., Quinn, J. H., Zide, M. F., Guerra, L. R., Boyne, P. J.: Alveolar ridge augmentation using nonresorbable Hydroxylapatite with or without autogenous bone. J Oral Maxillofac Surg 41: 629 (1983)

Krause, A., Wehrbein, H., Jacobs, H. G., Morich, S.: Trikalziumphosphat Keramik der Modifikation zur Auffüllung von großen Knochendefekten nach Zystektomie im Oberkieferfrontbereich. Dtsch Z Mund Kiefer GesichtsChir 10: 108 (1986)

Krüger, E.: Eröffnung der Kieferhöhle bei der Zahnextraktion. In: Ketterl, W. (Hrsg.): Deutscher Zahnärztekalender 44, S. 25, Hanser, München – Wien 1985

Krüger, E.: Alveolarkammaufbau mit Hydroxylapatitkeramik. Dtsch Z Mund Kiefer GesichtsChir 9: 122 (1985)

Krüger, E., Ghavami, C.: Technik und Ergebnisse der aufbauenden Alveolarkammplastik mit Hydroxylapatit-Keramik. Dtsch Zahnärztl Z 43: 127 (1988)

Kwon, P. H. J., Horswell, B. B., Gatto, D. J.: Desmoplastic fibroma of the jaws. Surgical management and review of literature. Head Neck 11: 67 (1989)

Muller, S., Parker, D. C., Kapadia, S. B., Budnick, S. D., Barnes, E. L.: Ameloblastic fibrosarcoma of the jaws. A clinicopathologic and DNA analysis of five cases and review of literature with discussion of its relationship to amelo-blastic fibroma. Oral Surg Oral Med Oral Pathol Radiol Endod 79: 469 (1995)

Niederdellmann, H.: Klinische Erfahrungen mit einem Rivanol-imprägnierten Geletineschaumpräparat Gelastypt M in der kieferchirurgischen Praxis. Dtsch Z Mund Kiefer GesichtsChir 4: 116 (1980)

Niemeyer, K., Schlien, H. P., Habel, G., Mentler, O.: Behandlungsergebnisse und Langzeitbeobachtungen bei 62 Patienten mit Keratozysten. Dtsch Zahnärztl Z 40: 637 (1985)

Norer, B., Heiser, W.: Die aktive Einordnung verlagerter Zähne – Grenzen und Möglichkeiten aus chirurgischer Sicht. Z Stomatol 81: 287 (1984)

Pape, H. D., Baumhäckel, D.: Die Rolle des plastischen Kieferhöhlenverschlusses im Hinblick auf die prothetische Versorgung. Dtsch Zahnärztl Z 37: 107 (1982)

Sander,, A., Horch, H.-H., Gössner, W.: Diagnostische und therapeutische Aspekte zur aneurysmatischen Knochenzyste des Kiefers. Dtsch Z Mund Kiefer GesichtsChir 14: 407 (1990)

Schröder, F., Schwenzer, N.: Komplikationen von seiten der Kieferhöhle bei der Entfernung oberer Molaren. Zahnärztl Welt 68: 204 (1967)

Schuchardt, K.: Die Zahnentfernung im akut entzündlichen Gebiet. Zahn-, Mund- und Kieferheilkunde in Vorträgen. Heft 1, S. 146, Hanser, München 1950

Schulz, S., Timmel, H.: Vergleichende röntgenologische, bioptische und histologische Befunde bei iatrogener Kieferhöhlenperforation in Abhängigkeit von der Eröffnungsdauer. Dtsch Zahn Mund Kieferheilk 75: 581 (1987)

Schwenzer, N., Ehrenfeld, M., Roos, R.: Über die sogenannte solitäre Knochenzyste. Dtsch Zahnärztl Z 40: 573 (1985)

Selle, G.: Forensische Aspekte einer Mund-Antrum-Verbindung. Dtsch Zahnärztl Z 43: 1359 (1988)

Sikken, I., Schmid, F., Löblich, H.-J.: Eine aneurysmale Knochenzyste des Kiefers. Dtsch Zahnärztl Z 40: 576 (1985)

Slootweg, P. J.: Cementoblastoma and osteoblastoma: a comparison of histologic features. J Oral Pathol Med 21: 385 (1992)

Slootweg, P. J.: Maxillofacial fibro-osseous lesions: classification and differential diagnosis. Semin Diagn Pathol 13: 104 (1996)

Slootweg, P. J., Müller, H.: Differential diagnosis of fibro-osseous jaw lesions. J Craniomaxillofac Surg 18: 210 (1990)

Smith, B. J., Eveson, J. W.: Paget's disease of bone with particular reference to dentistry. J Oral Pathol 10: 233 (1981)

Spitzer, W. J.: Beitrag zur Entfernung von Fremdkörpern aus der Kieferhöhle. Dtsch Zahnärztl Z 43: 1318 (1988)

Tanimoto, K., Tomita, S., Aoyama, M., Furuki, Y., Fujita, M., Wada, T.: Radiographic characteristics of the calcifying odontogenic cyst. Int J Oral Maxillofac Surg 17: 29 (1988)

Thieme, V., Müller, E.-I., Mägdefessel, U., Raabe, G., Berger, G.: Zur Füllung zystischer Knochendefekte mit oberflächenmodifiziertem Trikalziumphosphat. Dtsch Z Mund Kiefer GesichtsChir 12: 18 (1988)

127

Wagner, W., Wahlmann, U. W.: Vergleichende tierexperimentelle Untersuchungen zur Knochen-Regeneration nach der Implantation verschiedener Kalziumphosphat-Keramiken. Dtsch Zahnärztl Z 40: 664 (1985)

Wahl. G., Lehnert, S., Kleinebrinker, M.: Zur Frage der Infektion der Kieferhöhle in Abhängigkeit vom Zeitintervall zwischen deren Eröffnung und plastischen Deckung. Dtsch Zahnärztl Z 43: 1259 (1988)

Waldron, C. A.: Fibro-osseous lesions of the jaws. J Oral Maxillofac Surg 51: 828 (1993)

Waldron, C. A., El-Mofty, S. K.: A histopathologic study of 116 ameloblastomas with special referrence to the desmoplastic variant. Oral Surg Oral Med Oral Pathol 63: 441 (1987)

Waldron, C. A., Mustoe, T. A.: Primary interosseous carcinoma of the mandible with probable origin in an odontogenic cyst. Oral Surg Oral Med Oral Pathol 67: 716 (1989)

Watzke, I., Chiari, F. M.: Die aneurysmatische Knochenzyste. Ein seltenes Krankheitsbild. Dtsch Z Mund Kiefer GesichtsChir 12: 477 (1988)

Zeitoun, I. M., Dhanrajani, P. J., Mosadomi, H. A.: Adenomatoid odontogenic tumor arising in a calcifying odontogenic cyst. J Oral Maxillofac Surg 54: 634 (1996)

Zetzmann, D., Bertold, H., Buser, D.: Die Defektfüllung großvolumiger Knochenhöhlen im Kieferbereich mit Kollagenvlies. Schweiz Monatsschr Zahnmed 92: 497 (1982)

Wächter, R., Stoll, P.: Komplikationen nach operativer Weisheitszahnentfernung im Oberkiefer: Eine klinische und röntgenologische Studie an 1013 Patienten mit statistischer Auswertung. Fortschr Kiefer GesichtsChir 40: 128 (1995)

Sachverzeichnis

131